Knaur
MensSana

Über die Autorin:
Christiane Seifert studierte Biologie und Chemie und arbeitet als Heilpraktikerin und Ernährungsberaterin für die Ernährung nach den Fünf Elementen. Seit mehreren Jahren gibt sie Kochkurse zur Fünf-Elemente-Ernährung und ist seit 1997 Dozentin im Rahmen von Barbara Temelies Lehrgang »Ausbildung in Ernährungsberatung«.

Christiane Seifert

Die Fünf-Elemente-Küche

Gesund essen nach der chinesischen Ernährungslehre

Knaur
MensSana

Besuchen Sie uns im Internet: www.droemer-knaur.de
Alle Titel aus dem Bereich MensSana finden Sie im Internet unter
www.knaur-mens-sana.de

Vollständige Taschenbuchausgabe Oktober 2007
Knaur Taschenbuch. Ein Unternehmen der Droemerschen Verlagsanstalt
Th. Knaur Nachf. GmbH & Co. KG, München

Umschlaggestaltung: ZERO Werbeagentur, München
Umschlagabbildung: FinePic, München
Satz: Wilhelm Vornehm, München
Druck und Bindung: Clausen & Bosse, Leck
Printed in Germany
ISBN 978-3-426-87344-1

2 4 5 3 1

Inhalt

Teil 2
Praktische Tipps und Tricks, damit das Kochen Spaß macht

Teil 3
Rezepte 101

Anhang 276

Vorwort

Die Ernährung nach den Fünf Elementen ist keiner bestimmten Küche zugeordnet. »Auch nicht der chinesischen?«, werden sich viele von Ihnen wundern. Nein – sie basiert jedoch auf den Grundprinzipien der chinesischen Ernährungslehre. Aber wenn man diese genauer studiert, stellt man fest: Sie finden sich auch in jeder anderen altbewährten Esskultur. Denn verständlicherweise haben Rezepte und Zubereitungsmethoden nur dann überlebt, wenn sie für den Menschen gut verträglich waren. Noch bis vor wenigen Jahrzehnten hat vor allem die Bekömmlichkeit einer Speise darüber entschieden, ob sich ein neues Rezept als Fehlversuch herausstellte oder ob es wert war, weitergegeben und überliefert zu werden.
Würden die Menschen auch heute noch auf ihren Bauch hören, dann wären viele der neuen, in den letzten 20 Jahren entstandenen Gerichte und Ernährungsgewohnheiten schon längst wieder verschwunden. Frühstücksmüsli aus rohen Flocken und häufig nicht ausgereiftem, saurem Obst, Bananenquark für Kleinkinder, Salat und Joghurt zu Mittag sowie das »schnelle Essen« aus der Mikrowelle könnten den Bekömmlichkeitstest bei den meisten Menschen nicht bestehen. Meilenweit entfernt von einem spürbar wohltuenden, kräftigenden Essen, werden diese Gerichte als gesund propagiert und immer wieder verzehrt. Das muss damit zu tun haben, dass wir die Sprache unseres Bauches – in China würde man sagen, *unserer Mitte* – nicht mehr verstehen und die Anzeichen einer schlechten Verdauung nicht zu deuten wissen.
Dabei ist es eigentlich ganz einfach. Kurz und sehr gut verständlich beschreibt Christiane Seifert die wunderbare Umwandlung von guter Nahrung in Lebenskraft und gibt klare Richtlinien, wie man die Qualität der eigenen Ernährung selbst beurteilen und steigern kann.

Beispielsweise ist es ein Unterschied, ob eine Tomate im August an Sonne und frischer Luft gereift ist, ob sie aus dem Treibhaus stammt oder ob sie von weit her angereist ist und zuvor im Dezember unreif geerntet wurde. Wie viel Gaumenfreude und Abwechslung gehen verloren, wenn wir die Schätze der Jahreszeiten verpassen! Der Verlust an Genuss von hoch aromatischen, voll ausgereiften Früchten ist aber noch das Wenigste. Denn der facettenreiche Geschmack ist lediglich der oberflächliche Ausdruck der Lebenskraft und der Vitalstoffe, die in einer an der Sonne langsam gereiften Frucht stecken. Vor allem auf sie haben die Menschen es seit Jahrtausenden bei der Suche nach lebenspendender Nahrung abgesehen.

Mit künstlichen Aromastoffen, Süßstoff und Geschmacksverstärkern wie Glutamat kann die Lebensmittelindustrie, offensichtlich erfolgreich, unseren Geschmackssinn austricksen. Aber keinesfalls unseren Stoffwechsel, der bleibt dabei auf der Strecke. Er hat schließlich die beiden wichtigen Aufgaben, das kostbarste Gut des Menschen – unseren komplexen Organismus mit all seinen körperlichen und geistigen Komponenten – fortwährend zu nähren und zu entgiften. Einerseits sind unsere Verdauungs- und Stoffwechselfunktionen auf die dynamisierende Kraft in Kräutern, Gewürzen, Gemüse und Früchten angewiesen. Andererseits werden sie von Stoffen überfordert, die auf unnatürliche Art biochemisch oder genetisch verändert wurden.

Wir wissen heute, dass der menschliche Stoffwechsel sich nur im Verlauf von vielen Generationen an tiefgreifende Ernährungsveränderungen gewöhnen kann. Seine Anpassung an das heutige, »ganz normale« industriell gefertigte Lebensmittelangebot werden wir nicht mehr erleben, und die durch die aktuelle Fehlernährung verursachten immensen Gesundheitsschäden und Krankenkosten sind seit einigen Jahren in der Bevölkerung bestens bekannt. Daran wird auch die zunehmend forcierte Weiterentwicklung der Lebensmitteltechnologie nichts ändern. Nach 20 Jahren Praxis in der Ernährungsberatung bin ich der festen Überzeugung, dass ein hausge-

machtes Essen mit guten, natürlichen Zutaten durch nichts zu ersetzen ist.
Deshalb freue ich mich – seit Erscheinen meines Grundlagenbuches über die Ernährung nach den Fünf Elementen (Joy Verlag 1992) – über jedes neue Fünf-Elemente-Kochbuch. Denn die beste Theorie taugt nur so viel, wie sie sich in der Praxis bewährt.
Dieses Buch von meiner Kollegin Christiane Seifert, mit der ich seit 10 Jahren eng zusammenarbeite, hat für mich einen ganz besonderen Wert. Sie hat nicht nur westliche Medizin in ihrer Heilpraktikerausbildung, chinesische Heilkräuter und Akupunktur in ihrer TCM-Ausbildung gelernt, sondern auch Chemie und Biologie studiert. Dieser Hintergrund befähigt sie, die östlichen und westlichen Sichtweisen auf fruchtbare Weise zusammenzuführen. Mit viel Geschick stellt sie diese komplexen Zusammenhänge leicht verständlich dar. Der theoretische Teil des Buches bringt die Erfahrungen mit der Ernährung nach den Fünf Elementen auf den neuesten Stand und berücksichtigt wichtige neue Erkenntnisse aus der westlichen Ernährungslehre.
Die umfangreiche und kreative Zusammenstellung der Rezepte beruht auf langjähriger praktischer Erfahrung. Aus der Ferne habe ich miterlebt, wie sie voller Begeisterung an Kochkursen in Thailand und an Lehrgängen über therapeutisches Kochen in China teilgenommen hat. Wie sie mit der gleichen Begeisterung täglich für sich und ihren Mann kocht, für unser Team bei einer Arbeitssitzung oder Feier und für unzählige Teilnehmer und Teilnehmerinnen bei ihren Kochkursen.
Obwohl wir uns seit Jahren intensiv mit den theoretischen Inhalten unserer Ausbildungslehrgänge in Ernährungsberatung beschäftigen, die wir in Deutschland und der Schweiz mit viel Freude durchführen, weiß ich, dass Christianes Herz für das praktische Kochen schlägt. Aus diesen Gründen war es geradezu unvermeidbar, dass dieses Kochbuch zustande kam, auf das viele unserer Kollegen und Kolleginnen schon gewartet haben.

Ich bin sehr froh, dass dieses nützliche »Werkzeug« einer guten Küche nun vielen interessierten Menschen zur Verfügung steht. Aber auch uns Ernährungsberatern und Ernährungsberaterinnen wird es die Arbeit sehr erleichtern: Nun können wir einfach denen, die bei uns Rat suchen und alles ganz genau wissen wollen, »Die Fünf-Elemente-Küche« in die Hand drücken.

Barbara Temelie
am Zuger See (Schweiz) im April 2005

Einleitung

Oft komme ich mir vor wie die Hüterin eines wertvollen Schatzes, der für die Nachwelt bewahrt werden muss. Wenn ich zum Beispiel im Winter ein Glas eingekochte Kirschen als Nachtisch präsentiere und als Kommentar zu hören bekomme: »Das kenne ich von meiner Oma.« Oder wenn ich eine Hühnersuppe stundenlang köcheln lasse, um ihren Geschmack zu intensivieren, statt wie meine Freundin eine Tüte zu verwenden. Dann kommt mir dieses einfache, für mich selbstverständliche Tun vor wie eine vertraute Pflanze, die selten geworden und nun vom Aussterben bedroht ist; und ich habe das Gefühl, dass ich das wertvolle Wissen weitergeben muss an alle, die die Botschaft von selbst gekochtem, genussreichem Essen heute gerne wieder hören und umsetzen möchten.

Es gibt natürlich noch weitere Gründe, die mich bewegt haben, dieses Buch zu schreiben. Ich nenne Ihnen an dieser Stelle die zwei wichtigsten:

Häufig geht es mir auch wie Don Quichotte, der gegen Windmühlen kämpft, weil ich in Ernährungsberatungen und Kursen immer wieder erklären muss, warum Rohkost nicht günstig ist, wenn man sowieso schon friert, und dass nicht alle Vitamine beim Kochen spurlos verschwinden oder warum Fleisch für viele Frauen durchaus sinnvoll sein kann. Diese und andere wichtige Tatsachen aufzuschreiben, zu erklären und die Zusammenhänge zu erläutern, ist mir schon lange ein Bedürfnis. Auf Grund dieses Wissens können Sie als interessierte Leserinnen und Leser selbst entscheiden, was und wie Sie essen sollten, um Ihr Wohlbefinden zu steigern.

Nicht zuletzt haben die vielen Teilnehmerinnen und Teilnehmer meiner Kochkurse in den letzten zehn Jahren mit ihren positiven Reaktionen auf meine Rezepte wesentlich dazu beigetragen, dass dieses Buch entstanden ist. Bei ihnen allen bedanke ich mich recht herzlich.

Ich möchte Sie mit meinen Hinweisen und Rezepten vor allem inspirieren, mehr auf das saisonale und regionale Angebot an Gemüse, Obst und Salat zu achten, um sich den Reichtum des jahreszeitlichen Wechsels auch beim Essen zu erschließen. Damit versorgen Sie Ihren Körper optimal mit dem, was er in den unterschiedlichen Phasen des Jahres wirklich braucht, um sich wohl zu fühlen.
Der therapeutische Ansatz aller Rezepte ist die *Stärkung der so genannten Mitte*. Dies ist unabhängig von Alter, Geschlecht, Beruf, Konstitution usw. für alle Menschen gleichermaßen wichtig, um innere Ausgeglichenheit und Gesundheit zu erlangen. Sie können diesen Ansatz gerne *Wellness für den Bauch* nennen. Wenn Sie dabei den Begriff »Bauch« sehr weit fassen, so dass Darm, Herz, Gefühl und Verstand mit eingeschlossen sind, sind Sie auf der richtigen Spur, um die ganzheitliche Sichtweise der *Ernährung nach den Fünf Elementen* zu verstehen.

Um den Lesefluss geschmeidiger zu halten, verzichte ich ab hier auf die umständliche Schreibweise, neben der männlichen jeweils auch die weiblichen Endungen anzuführen. Ich bitte alle meine Leserinnen um Verständnis dafür.

Teil 1

Die Fünf-Elemente-Ernährung und ihre Grundlagen in der TCM

Die Ernährung nach den Fünf Elementen hat ihre Wurzeln in der chinesischen Ernährungslehre, die zusammen mit Akupunktur, Arzneimitteltherapie, Massagen und Bewegungstraining das Schatzhaus der Traditionellen Chinesischen Medizin (TCM) bildet. Auch wenn die Ursprünge der Fünf-Elemente-Ernährung in China liegen, geht es bei uns nicht darum, exotische Nahrungsmittel oder fremdartige Zutaten zu verwenden. Vielmehr werden Konzepte und Denkweisen der chinesischen Medizin dazu genutzt, unsere heimischen Nahrungsmittel und Produkte nach diesem – seit Jahrhunderten bewährten – System zu klassifizieren. Der Einteilung der Nahrungsmittel liegt eine ganzheitliche, energetische Sicht zugrunde. Diese ermöglicht sogar äußerst zuverlässige Aussagen über die gesundheitliche Wirkung unserer Speisen, die weit über Kalorienangaben, Vitamin- und Nährstoffgehalte hinausgehen.
Um zu verstehen, warum und auf welche Weise Nahrungsmittel auf Grund ihres *Geschmacks*, ihrer *thermischen Wirkung* und ihres *Qi-Gehalts* beurteilt werden – und nicht wie bei uns üblich nach Kalorien oder Vitamingehalt –, muss man sich ein wenig mit den Inhalten der chinesischen Medizin beschäftigen. Dazu werde ich im Folgenden einige Grundkonzepte wie zum Beispiel den *Drei-Erwärmer* und die Vorstellung von *Yin und Yang* erläutern.
Doch zunächst beschreibe ich kurz, was man unter *Qi* (oder *Chi*) versteht. Diesen Begriff haben Sie vermutlich schon häufiger gelesen oder gehört; er bezeichnet ganz allgemein die »universelle Lebensenergie«. Qi ist ein wichtiger und zentraler Aspekt der chinesischen Medizin, ja des fernöstlichen Denkens ganz allgemein. Der

Begriff Qi wird oft mit »Energie« übersetzt, was der Komplexität der dahinterstehenden Bedeutungen – wie sie im chinesischen Denken verankert sind – nur zum Teil gerecht wird. Denn Qi hat sowohl *energetische* als auch *materielle Aspekte*. Es gibt allein im menschlichen Organismus schon viele verschiedene Arten von Qi, die unterschiedlichste Funktionen haben. Dabei überwiegt mal der eine, mal der andere Aspekt. So steht der energetische, dynamische Aspekt von Qi im Vordergrund, wenn es seine Aufgaben des Bewegens, Wärmens und Schützens wahrnimmt. Dagegen stellen die Funktionen der Umwandlung, des Nährens und des Bewahrens einen stärker materiellen, substanziellen Aspekt dar.
Um Qi für all die oben genannten Funktionen zur Verfügung zu haben, muss unser Organismus es »produzieren«. Die »Maschine« für die Qi-Produktion ist der *Drei-Erwärmer.* Den »Brennstoff« für diesen Prozess liefern uns *Atmung* und *Nahrung*.

Das Konzept des Drei-Erwärmers

Der Drei-Erwärmer hat nicht nur die überaus wichtige Aufgabe der Qi-Produktion, er spielt auch eine entscheidende Rolle bei der Verdauung und Verstoffwechselung der Nahrung. Und das, obwohl es dieses so genannte »Organ« in der westlichen Anatomie gar nicht gibt. Auch in der chinesischen Medizin ist es *ein Organ ohne Form, aber mit Funktion*. Damit soll ausgedrückt werden, dass der Drei-Erwärmer kein anatomisches Gebilde ist, sondern vielmehr eine funktionale Einheit, die sich aus verschiedenen Komponenten mit speziellen Aufgaben zusammensetzt, die wir im Westen bestimmten anatomischen Organen zuordnen, wie zum Beispiel dem Magen, der Bauchspeicheldrüse etc.
Wie der Name schon sagt, gibt es drei Erwärmer: einen oberen Erwärmer, zu dem die Herz- und Lungenfunktionen gehören; einen mittleren Erwärmer, zu dem Milz/Bauchspeicheldrüse und

Magen gehören; und einen unteren Erwärmer, zu dem die Nieren gehören.

Der dreifache Erwärmer

Der Energiehaushalt des Menschen bzw. aller lebenden Wesen setzt sich prinzipiell aus zwei Komponenten zusammen: Da ist zum einen die *nachgeburtliche Energie*, die wir in Form von *Nahrung* und über die *Atmung* tagtäglich aufnehmen – vom ersten Schrei bis zum letzten Atemzug. Und zum anderen die *vorgeburtliche Energie*, die wir von unseren Eltern vererbt bekommen haben.

Der wichtigste Unterschied zwischen beiden Energiequellen ist folgender: Die nachgeburtliche Energie wird über Nahrung und Atmung immer wieder aufgefüllt, während die vorgeburtliche Energie ein begrenztes Reservoir darstellt, von dem wir ein Leben lang

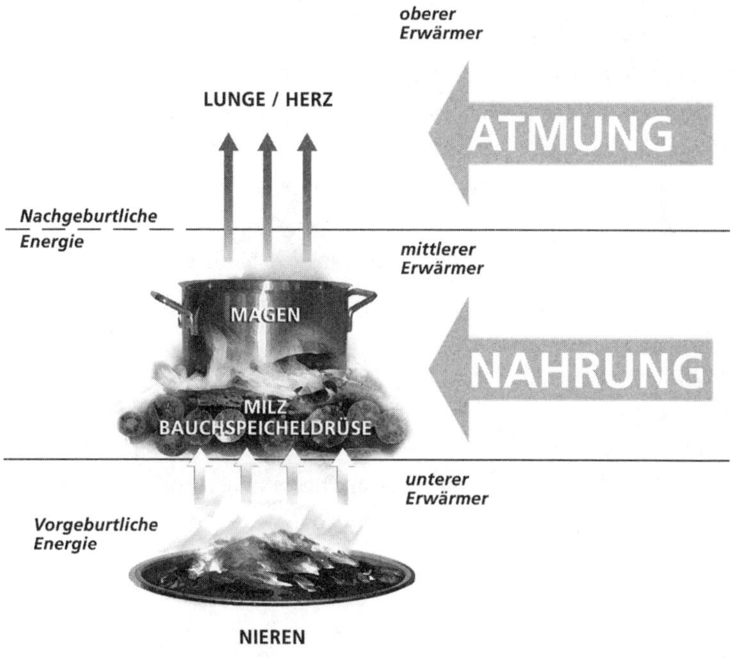

zehren. Dieser Energievorrat wird zum Zeitpunkt der Zeugung aus dem Ei der Mutter und dem Samen des Vaters angelegt und in der Zeit der Schwangerschaft über das Blut der Mutter genährt. Nach der Geburt haben wir keine Möglichkeit mehr auf eine Vermehrung dieser Energie. Wir können nur sorgsam mit ihr umgehen, auffüllbar ist sie nicht.

Sie wird im Laufe unseres Lebens unweigerlich aufgebraucht, denn sie ist wie ein »Zündfunke«, der für alle *Transformationsprozesse* im Körper benötigt wird. Wir können aber sehr wohl entscheiden, ob wir diese kostbare Energie durch einen exzessiven, selbstzerstörerischen Lebenswandel und schlechtes Essen schnell verpulvern oder ob wir durch genussvolle Lebensgestaltung, regelmäßiges, gesundes Essen und ausreichende Ruhephasen lange etwas von dieser vorgeburtlichen Energie haben, so dass uns ein hohes Alter in Gesundheit beschert sein kann.

Das ist wie mit den Finanzen in einer Firma. Wird nicht genügend Geld erwirtschaftet, um alle laufenden Kosten zu decken, muss immer wieder das Kapital angegriffen werden. Ist dieses schließlich aufgebraucht, ohne dass wieder Gewinne erzielt wurden, macht die Firma Konkurs. Genauso ist es im menschlichen Organismus: Nehmen wir über Nahrung und Atmung weniger Energie auf, als wir für unsere Aktivitäten und Stoffwechselvorgänge benötigen, wird die vorgeburtliche Energie angezapft, um das Defizit zu decken. Das Problem beim Menschen ist jedoch – im Gegensatz zu einer Firma –, dass diese Anleihe nicht mehr zurückgegeben werden kann: Was weg ist, ist weg.

Wenn man diese Denkweise verinnerlicht hat, wird klar, warum zum Beispiel das Fasten nicht zum Gesundheitsprogramm der TCM passt. Sobald wir nichts mehr essen, muss unser Energiebedarf aus den Reserven bedient werden. Und das sind – nach chinesischer Vorstellung – nicht nur Fettpolster, die so manche Menschen loswerden wollen, sondern immer auch ein großer Teil der kostbaren vorgeburtlichen Energie.

Ein an der eigenen Gesundheit interessierter Mensch, der von der chinesischen Medizin überzeugt ist, wird vielmehr darauf bedacht sein, tagtäglich durch das Essen so viel Qi wie möglich aufzunehmen. Welche Nahrungsmittel aber enthalten viel Qi?
Entscheidend bei der Einschätzung des Qi-Gehalts der Nahrung ist die Funktionsweise des Drei-Erwärmers. Nur solche Nahrung, die das *Verdauungsfeuer* im mittleren Erwärmer nährt und erhält, ist im Sinne der chinesischen Medizin gesund. Um dieses Verdauungsfeuer zu stärken, muss eine Speise die Funktionen von Milz/Bauchspeicheldrüse und Magen ausreichend unterstützen, damit möglichst wenig aus dem unteren Erwärmer »zugefeuert« werden muss. Gerichte, die aus frischen und wenig verarbeiteten Nahrungsmitteln – wie Gemüse, Getreide und etwas Fleisch, Fisch oder Tofu – leicht bekömmlich zubereitet sind, entsprechen diesen Vorstellungen am ehesten. Das soll im Folgenden genauer erläutert werden.

Was schadet dem Verdauungsfeuer?

Dem Verdauungsfeuer schaden

1. ständiges Essen und Naschen
2. große Mengen Rohkost und rohes Obst
3. eiskalte Speisen und Getränke
4. große Mengen Sauermilchprodukte
5. künstliche Nahrungsbestandteile
6. Tiefkühlkost und Mikrowelle

Wie auf der Abbildung des Drei-Erwärmers zu sehen ist, befindet sich im mittleren Erwärmer der »Magentopf« mit einem Feuer darunter, das die Funktion von Milz und Bauchspeicheldrüse symbolisiert. Alles, was wir essen und trinken, landet zuerst im Magentopf. Das Feuer unter dem Topf sorgt dafür, dass aus diesem mehr oder weniger suppigen, trüben Gemisch die reine *Nahrungsessenz*, die die Chinesen als *Gu-Qi* bezeichnen, herausdestilliert wird. Das Gu-Qi ist die Grundlage unseres gesamten Energiehaushalts und Ausgangsbasis für körpereigene Substanzen, Blut, Qi, Wärme und Dynamik. Man kann sich das wie eine richtige Destille vorstellen, bei der als Endprodukt eine klare, feine Essenz herauskommt. Diese Nahrungsessenz wird durch die hebende Kraft der Milz in den oberen Erwärmer gebracht, wo sich in Verbindung mit dem Sauerstoff aus der Atmung körpereigenes Qi, Substanz und Blut bilden, die dann von Lunge und Herz im ganzen Organismus verteilt werden.

1 Alles, was zum Beispiel beim fachmännischen Schnapsbrennen zu beachten ist, spielt auch für unsere Verdauung eine wichtige Rolle: Ist der Topf gefüllt und hat der Destillationsvorgang begonnen, darf er zum Beispiel nicht unterbrochen werden. Deshalb sollte *nach einer ausreichenden Mahlzeit 3 bis 4 Stunden lang nichts gegessen werden.* Nur so kann die Nahrungsessenz vollständig herausdestilliert und in den oberen Erwärmer gebracht und – was mindestens genauso wichtig ist – der unverwertbare Rest sauber ausgeschieden werden.

2 Das Feuer unter dem Topf muss die richtige Hitze haben. Ist das Feuer zu groß, kocht der Topf über, und die feine Essenz wird durch Trübes verunreinigt. Ist das Feuer zu klein, findet keine richtige Destillation statt, und es kommt keine Essenz heraus. Die Stärke des Verdauungsfeuers ist entscheidend abhängig von der Art der Nahrung und Getränke, die wir in den Topf füllen. Das können Sie sich ganz leicht folgendermaßen vorstellen: Sie haben zwei gleich große Töpfe. In den einen geben Sie eiskaltes Wasser und tiefgefrorenes Gemüse, in den anderen warmes Wasser und frisches Gemüse. Dann schalten Sie die Herdplatten ein. Es ist klar, welche Suppe schneller kocht, oder?

3 Den Magentopf mit *eiskalten Speisen und Getränken, rohem Gemüse und rohem Obst* zu füllen bedeutet, dass das Verdauungsfeuer viel Arbeit leisten muss, um diese »Suppe« zu erwärmen, damit die Destillation überhaupt in Gang kommt. Wird ihm über längere Zeit diese Mehrarbeit zugemutet, erschöpft es sich. Die chinesische Medizin nennt diesen Zustand *Milz-Qi-Mangel*. Er ist gekennzeichnet durch Völlegefühl und Müdigkeit nach dem Essen, Energiemangel, Verdauungsprobleme, schwaches Bindegewebe und vielleicht sogar leichtes Übergewicht. Die genannten Symptome lassen sich einfach erklären: Das erschöpfte Verdauungsfeuer kann nur noch eine unvollständige Destillation ermöglichen, wodurch zu wenig Gu-Qi entsteht, aus dem unsere Energie und Dynamik gespeist werden: Wir fühlen uns müde und energielos. Nach der Mahlzeit dauert es viel zu lange, bis die »Suppe« kocht: Völlegefühl und Müdigkeit nach dem Essen. Auch die Ausscheidung der nicht verwertbaren Nahrungsbestandteile benötigt Energie. Ist diese nicht ausreichend vorhanden, bilden sich Schlacken und Ablagerungen insbesondere im Bindegewebe: Wir bekommen Verdauungsprobleme, Cellulite und Übergewicht. Die chinesische Medizin verwendet für diesen krankhaften Prozess der Schlackenbildung durch ein unzureichendes Verdauungsfeuer den Begriff *Feuchtigkeit auf Grund von Milz-Qi-Mangel* und nimmt dieses Problem sehr ernst, weil das Zurückbleiben und Ansammeln von »Feuchtigkeit« ernsthafte Gesundheitsprobleme hervorrufen können.

4 Neben den rohen, eiskalten und tiefgekühlten Nahrungsmitteln gibt es noch eine weitere Kategorie, die das Verdauungsfeuer schwächt. Es handelt sich um die *Milchprodukte*, vor allem die gesüßten Sauermilchprodukte wie Früchtejoghurt, Quark mit Obst, Sahnecreme, Buttermilchdrink, Speiseeis usw. Folgendes Bild kann die Wirkung der Milchprodukte auf das Verdauungsfeuer erklären: Stellen Sie sich einen Holzkohlengrill vor – die Kohlen glühen, jetzt wäre genau der richtige Zeitpunkt, um die Würstchen auf den Rost zu legen. Nun gießen Sie eine große Portion Joghurt über die glühenden Kohlen. Es zischt, stinkt und qualmt, das Feuer erlischt oder wird zumindest stark beeinträchtigt. Sie können es sich sparen, die Würstchen noch aufzulegen. Sie würden nicht mehr gar werden. Aber auch die Milchprodukte selbst werden natürlich nur langsam und schlecht verarbeitet, was die Bildung von Feuchtigkeit stark fördert.

5 Da das Verdauungsfeuer selbst seine Energie – wie alle anderen Körperfunktionen auch – aus dem Gu-Qi bezieht, das aus der Nahrung herausdestilliert wird, sind alle Nahrungsmittel ungünstig, die wenig Gu-Qi liefern. Hierbei handelt es sich vor allem um Nahrungsmittel, die industriell so verändert wurden, dass Substanzen entstehen, die in dieser Form in der Natur nicht vorkommen.

Bei dem hier zur Veranschaulichung als Destillation beschriebenen Vorgang handelt es sich in Wirklichkeit um eine Vielzahl enzymgesteuerter Prozesse. *Enzyme sind Biokatalysatoren,* die nach dem Schlüssel-Schloss-Prinzip arbeiten und auf ganz bestimmte Substrate fixiert sind. Weicht die Bauform des Substrats auch nur geringfügig ab, kann das Enzym keine Stelle zum Andocken finden und das Nahrungsmittel nicht oder nur sehr schwierig verdaut werden. *Künstliche Aromen, modifizierte Stärke, gehärtete Fette, Farbstoffe und genveränderte Nahrungsmittel* sind Beispiele dafür, dass unserem Körper Stoffe zugemutet werden, die es in der Natur so nicht gibt und aus denen nur wenig Gu-Qi gewonnen werden kann. Kurz gesagt: Fertigprodukte aus Tüten, Dosen und Päckchen machen zwar den Bauch voll, liefern aber nur wenig von der feinen Nahrungsessenz, die wir benötigen, um auch langfristig fit, vital und gesund zu bleiben.

6 Auch die *Mikrowelle* und das *Tiefgefrieren* wirken sich ungünstig auf unsere Nahrungsmittel aus. Die räumliche Anordnung der komplexen Eiweißmoleküle zum Beispiel wird durch so genannte Wasserstoffbrücken gewährleistet. Diese nicht sehr stabilen Bindungen werden durch die schnelle Schwingung, die das Erhitzen in der

Mikrowelle herbeiführt, oder durch die Ausdehnung der Wassermoleküle beim Einfrieren gelöst, und an anderen, zufälligen Stellen bilden sie sich wieder. Die räumliche Struktur der komplexen Eiweißmoleküle wird auf diese Weise leicht verändert, was die Arbeit der Verdauungsenzyme erschwert und zu einer verminderten Ausbeute an Gu-Qi führt.

Schaut man sich unsere moderne westliche Ernährung an, ist es kein Wunder, dass die TCM-Therapeuten bei fast all ihren Patienten eine Milz-Qi-Schwäche diagnostizieren können und sich so viele Menschen müde, erschöpft und kraftlos fühlen.

Wie stärkt man die Mitte?

Hilfreich für das Verdauungsfeuer sind

1 knackig gekochtes Gemüse statt Rohkost
2 Kompott aus einheimischen Früchten statt Südfrüchte und rohes Obst
3 gekochtes, warmes Essen statt Brotmahlzeiten
4 Getreide in gekochter Form statt Flocken, Frischkornbrei und Vollkornbrot
5 lang gekochte Kraftsuppen
6 täglich kleine Mengen Fleisch oder Hülsenfrüchte bzw. Sojaprodukte

1 In der chinesischen Küche gibt es keine Rohkostsalate, denn kein Chinese würde sein Qi verschwenden, um rohes Gemüse erst im Magentopf zu erhitzen und in eine verdaubare Form zu bringen. Diese Energie zehrende Aufgabe können besser Herd und Wok erledigen. Das immer wieder angeführte Argument, dass beim Kochen Vitamine verloren gehen, zieht hier nicht. Denn nur die Vitamine kommen dem Körper zugute, die er auch aufnehmen kann. Rohes Gemüse, das sich am nächsten Tag unverdaut in der Toilette findet,

wurde nicht aufgenommen und verwertet. Unsere westlichen Ernährungswissenschaftler haben mittlerweile ebenfalls herausgefunden und veröffentlicht, dass zum Beispiel das Vitamin A vom menschlichen Körper viel besser aus gekochten Karotten aufgenommen werden kann als aus Rohkost. Außerdem lösen sich *beim kurzen, schonenden Garen von Gemüse* ja nicht alle Vitamine in Luft auf. Der Vitamingehalt reduziert sich zwar etwas, dafür wird der verbleibende Rest aber viel besser absorbiert. Und das ist der entscheidende Vorteil: Das Verdauungsfeuer wird nicht unnötig geschwächt.

2 Ähnliches gilt für Obst. Nur sehr reifes, weiches, süßes einheimisches Obst sollte in kleinen Mengen roh gegessen werden. Leider gibt es im Handel kaum wirklich reifes Obst zu kaufen, denn die Ernte erfolgt in unreifem Zustand, damit die Ware noch lange Transportzeiten und Lagerung übersteht. Deshalb sind zum Beispiel Pfirsiche, Nektarinen und Aprikosen in der Regel sauer, hart und knackig statt süß, weich und saftig. Wie ich im Kapitel über die Fünf Geschmäcker noch ausführlich beschreiben werde, gehören die Eigenschaften sauer, hart und knackig zum Holz-Element. Durch die Sonnenkraft, die dem Feuer-Element entspricht, werden die Früchte ins Erde-Element überführt, wo sie sich süß, weich und saftig präsentieren.

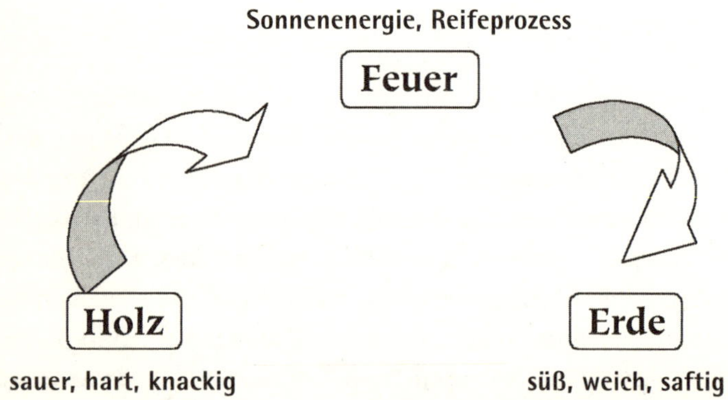

Durch das *Kochen von Obst zu Kompott* wird der natürliche Reifeprozess nachgeahmt: Wir fügen Feuer hinzu, was die Früchte »erdiger« macht und damit leichter verdaulich.
Ob und wie viel rohes Obst Ihr Verdauungsfeuer verträgt, können Sie ganz leicht selbst feststellen. Haben Sie Blähungen, wenn Sie rohes Obst gegessen haben? Wenn ja, ist Ihr Verdauungsfeuer zu schwach. Probieren Sie es einmal aus, und essen Sie Ihr Obst eine Woche lang als Kompott. Ich bin ganz sicher, dass sich die Blähungen verabschieden.

3 *Gekochtes Essen* ist wohltuender und bekömmlicher für unsere Verdauungsorgane als Brotmahlzeiten. Auch das Sättigungsgefühl zum Beispiel nach einem Teller Kartoffelsuppe ist größer als nach einem Sandwich. Die Suppe ist schon deshalb befriedigender, weil sie einen deutlicheren Erdcharakter hat. Dies werde ich im nachfolgenden Kapitel über die Fünf Geschmäcker noch näher ausführen.

4 In großen Teilen Chinas wird als *Getreide* fast ausschließlich *gekochter Reis* gegessen, ergänzt durch etwas Weizen für Nudeln, Teigtaschen und gedämpfte Klöße. Und die Chinesen essen – wie fast alle Asiaten – weißen, geschälten Reis. Vollkornbrot, rohe Getreideflocken oder gar Frischkornbrei halten sie für unverdaulich. Wenn ich an die vielen Patienten in der Ernährungsberatung denke, die über Blähungen und Völlegefühl klagen, weil sie »gesundes«, vollwertiges Getreide essen, kann ich dem nur zustimmen. Auch die so oft gepriesene Mittelmeerküche kennt fast keine Vollkornprodukte außer gekochtem Couscous und Bulgur. Rund ums Mittelmeer wird Weißbrot zum Gemüse gegessen und ins Olivenöl getunkt, oder? Im ganzen Korn sind lediglich Hirse, Quinoa, Perlgerste und Reis wirklich bekömmlich. Bulgur und Couscous sind sehr leicht verdauliche Vollkornweizenprodukte, aus denen man in Kombination mit Gemüse leckere Gerichte zaubern kann. Alle anderen Getreidesorten empfehle ich nur in Form von Grieß oder Mehl für gebundene Suppen, Breie oder Klößchen – nicht als Brot. Noch mehr Informationen zu diesem Thema finden Sie im Rezeptteil im Einleitungstext zu den Getreidegerichten.

5 Im Wort *Kraftsuppe* stecken die Begriffe »Kraft« und »Suppe« – es geht also um eine Suppe, die uns Kraft verleiht. Kraft im Sinne von Körperkraft und Power, aber auch in dem Sinn, dass Verdauungskraft gefördert wird. Eine Suppe darf sich dann Kraftsuppe nennen, wenn sie lange gekocht hat – 4, 6 oder gar 10 Stunden. Während dieser langen Kochzeit wird praktisch permanent Energie in Form von Hitze zugeführt, die sich in der Suppe »ansammelt« und sich nach dem Essen auf die Verdauungsorgane und den ganzen Menschen überträgt. Lang gekochte Kraftsuppen gelten daher in der chinesischen Ernährungslehre als Mittel, um Energieschwäche, Müdigkeit und Erschöpfung auszugleichen. Auch bei uns wird lang gekochte Hühnersuppe schon seit Generationen verwendet, um Kranke und Schwache aufzupäppeln – lange bevor Maggi, Knorr und Co. die Suppe in Tüten gepackt haben.

6 *Fleisch* wird in der chinesischen Ernährungslehre Yang zugeordnet. Dies bedeutet, dass es ein starkes Potenzial hat, Kraft zu liefern – auch Verdauungskraft. Kleine Mengen Fleisch regelmäßig – das heißt etwa 100 g täglich – genossen, kräftigen den Organismus, verhindern Blut- und Eiweißmangel und stärken das Verdauungsfeuer. All diese Eigenschaften haben Käse und Milchprodukte, die von Vegetariern gerne als Ersatz für Fleisch verzehrt werden, nicht. Hülsenfrüchte und Sojaprodukte dagegen können Fleisch recht gut ersetzen, aber auch nur, wenn sie regelmäßig, also täglich, gegessen werden.

Kochen mit Feuer – Kochen mit Wasser

Würde man einen Chinesen vor die Wahl stellen, Gekochtes oder Rohes zu essen, würde er auf jeden Fall das Gekochte bevorzugen

und vielleicht auch noch erklären, dass man überhaupt nur Gekochtes essen soll. Wir wissen aber, dass Menschen, die nur gekochte Speisen zu sich nehmen, krank werden. Wie kommt es also, dass so viele Millionen Chinesen, die sich an die Richtlinie halten, nur Gekochtes zu essen, gesund und munter sind?
Das Geheimnis liegt in dem chinesischen Schriftzeichen für »kochen«. Es hat die Bedeutung, dass Speisen bearbeitet werden müssen, um sie für den Menschen verdaulich und bekömmlich zu machen. Dieses Bearbeiten kann zum einen durch Erhitzen geschehen – was dem »Kochen mit Feuer« entspricht. Oder es kann auch das »Kochen mit Wasser« gemeint sein, wobei die Nahrungsmittel bekömmlich gemacht werden, *ohne* sie zu erhitzen.

Bei der *milchsauren Vergärung* wird aus rohem Gemüse, welches das Verdauungsfeuer schwächen würde, ein bekömmliches Produkt mit mehreren Vorteilen:

- Es hat einen angenehmen, leicht säuerlichen Geschmack, der sehr erfrischend und belebend wirkt.
- Das vergorene Gemüse ist lange haltbar.
- Es enthält neben Vitaminen außerordentlich viele lebendige Enzyme.

»Kochen«	
»mit Feuer«	**»mit Wasser«**
kochen	keimen
braten	milchsauer vergären (Sauerkraut, Pickles)
dämpfen	Essiggärung
backen	alkoholische Gärung
grillen, rösten	fermentieren (Sojasoße, Miso)
schmoren	
blanchieren	

Der hohe Enzymgehalt der »mit Wasser gekochten« Speisen stellt ihren eigentlichen Wert dar. Alle Stoffwechselprozesse und Verdauungsvorgänge werden von Enzymen gesteuert. Sie sind absolut lebensnotwendig, auch wenn sie nur in kleinen Mengen gebraucht werden, denn sie wirken als so genannte Biokatalysatoren.
Enzyme bestehen aus komplexen Eiweißkörpern, die beim Erhitzen über 40 °C zerstört werden und damit ihre Funktion verlieren. Auch beim Pasteurisieren von Milch, Fruchtsäften, Sauerkonserven usw. werden Temperaturen von deutlich über 40 °C erreicht und damit die Enzyme zerstört.
Lebendige Enzyme sind also nur in rohen, nicht erhitzten Nahrungsmitteln vorhanden. Rohes wirkt sich allerdings schwächend auf das Verdauungsfeuer aus, wie wir weiter oben gesehen haben. Nahrungsmittel, die »mit Wasser gekocht« wurden, sind die Lösung für dieses Problem. In vielen Ländern Asiens finden wir dafür Beispiele im traditionellen Essverhalten. Die Japaner zum Beispiel lieben Rettichsprossen – sie gehören zu jeder Mahlzeit – genauso wie Miso, das als Würzmittel und in Form von Suppe zum festen Bestandteil der japanischen Küche gehört. Dabei wird das Miso erst ganz am Schluss zum Abschmecken verwendet und nicht wirklich mitgekocht, damit es seine Enzymwirkung nicht verliert. Koreanisches Essen ist ohne Kimchi – milchsauer vergorener, mit Chili und Knoblauch geschärfter Chinakohl – nicht vollständig.
Die Chinesen verwenden fermentierte, scharfe Bohnenpasten zum Würzen der Speisen bei Tisch. Auch fehlt ein Tellerchen mit milchsauer vergorenem Kohl bei keiner Mahlzeit.
Bei uns in Europa haben wir andere Traditionen, um unseren Enzymbedarf zu decken. Der Blattsalat mit Essig-Öl-Dressing als Beilage zu gekochten Speisen, reichlich Petersilie auf den Kartoffeln, der Löffel rohes Sauerkraut und auch die Zitronenscheibe auf dem Wiener Schnitzel zeigen, dass dieses Wissen auch bei uns vorhanden ist. Es ist lediglich nötig zu beachten, dass der Essig unpasteurisiert ist, das Sauerkraut nicht aus der Dose kommt und frische

Kräuter verwendet werden. Nutzen Sie sinnvoll das jahreszeitliche Angebot, um Ihren Enzymbedarf abwechslungsreich zu decken. Im Sommer gibt es reichlich Blattsalate, im Herbst Endivien, im Winter eingelagerten Chicorée, in den frostfreien Perioden Feldsalat und im Frühling junge Kräuter und Sprossen. Im Winter und Frühling kann man die Blattsalate mit rohem Sauerkraut bzw. selbst gemachten Pickles ergänzen. Im Sommer bieten sich kleine Mengen reife Früchte an. Auch das Ziehen von Sprossen lohnt sich unter diesem Gesichtspunkt ganz besonders. Verwenden Sie aber zum Keimen keine Hülsenfrüchte, da diese Sprossen roh nicht zum Verzehr geeignet sind und beim Blanchieren die wertvollen Enzyme verloren gehen. Besser sind zum Beispiel Kresse, Alfalfa, Senfsamen, Rettichsamen, Radieschensamen, Rucolasamen und Bockshornkleesamen. So wird zum Beispiel ein Salat aus in Dampf gegartem Gemüse mit unpasteurisiertem Essig, gutem Olivenöl, etwas frischer Petersilie und reichlich Kresse nicht nur zu einer Vitamin-, sondern auch zu einer Enzymbombe. Wenn Sie Ihre Speisen bei Tisch dann noch mit unpasteurisierter Sojasoße nachwürzen statt mit Salz, können Sie Ihren Enzymbedarf mühelos decken – ohne Ihrem Verdauungsfeuer zu schaden.

Milchsauer vergorenes Gemüse (Pickles)

Zutaten:

Man kann jedes Gemüse verwenden, um es milchsauer zu vergären, außer

- grünen Bohnen (sind ungekocht giftig)
- Grünkohl und Wirsing (bleiben sehr zäh)
- Spinat (wird zu weich)

Besonders geeignet und lecker sind Rote Bete, Karotten, Sellerie, Chinakohl, Rettich und Radieschen.

Abgesehen von dem Gemüse brauchen Sie eigentlich nur noch Salz,

Gewürze nach Belieben und – um ganz sicherzugehen – einen Starter. Ich verwende dafür gerne Umeboshi-Pflaumen. Als milchsauer vergorene Früchte funktionieren sie nicht nur als Starter, sondern sie sorgen durch ihre keimhemmende Wirkung auch dafür, dass sich im Gemüse außer den Milchsäurebakterien nichts anderes Unerwünschtes breitmachen kann.

Vorbereitung:

Alle Zutaten waschen, putzen und in feine Streifen, Scheiben oder Würfel schneiden.

15 g Meersalz in 1 l Wasser aufkochen und abkühlen lassen.

Zubereitung:

- Das zerkleinerte Gemüse in saubere Schraubgläser füllen und mit einem Holzstiel etwas stoßen und verdichten.
- Mit Salzwasser auffüllen, bis das Gemüse bedeckt ist; es sollten aber noch 1–2 cm bis zum Rand des Glases frei sein.
- Umeboshi-Pflaume darauflegen.
- Glas mit dem Schraubdeckel fest verschließen.
- 10 Tage bei Raumtemperatur stehen lassen, danach im kühlen Keller oder Kühlschrank 6 Wochen lang reifen lassen.

Tipps:

- Stellen Sie die Gläser für die ersten 10 Tage auf ein Tablett, weil es passieren kann, dass etwas Flüssigkeit austritt. Die Gläser dürfen auf keinen Fall geöffnet werden – auch wenn sich der Deckel wölbt. Die Milchsäurebakterien können ihre Arbeit nur unter anaeroben Bedingungen – unter Ausschluss von Sauerstoff – erledigen, wobei Kohlendioxid entsteht, das man als Bläschen im Glas aufsteigen sieht.
- Verwenden Sie Biogemüse – hier kommt die Gärung besser und schneller in Gang. Bei konventioneller Ware werden die Bakterien von den Pflanzenschutzmitteln gehemmt.

- Nach der Reifezeit sind die Gläser kühl gelagert etwa 1 Jahr haltbar. Wenn ein Glas geöffnet wurde, sollte es im Kühlschrank aufbewahrt und innerhalb von 1–2 Wochen aufgebraucht werden.

Vorschläge zum Würzen:
- Rote Bete mit Zwiebel, Lorbeerblatt, reichlich Koriandersamen
- Chinakohl mit roten und grünen Peperoni
- Karotten mit Senfkörnern

Die Nahrungsmittelpyramide

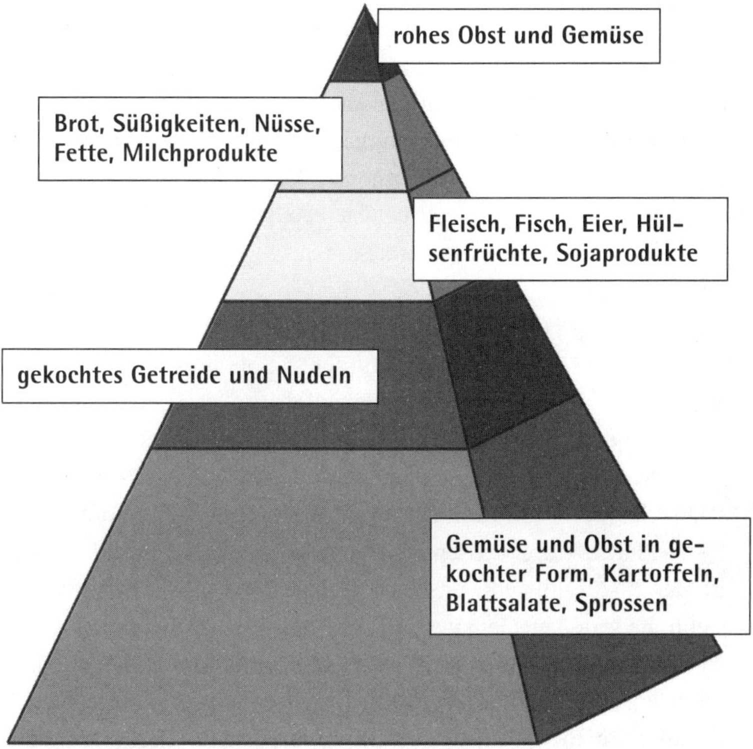

Sie haben sicherlich schon einmal von der Nahrungsmittelpyramide gehört, die angibt, wovon wie viel gegessen werden sollte. Wenn sich jeder an die gängigen Nahrungsmittelpyramiden halten würde, müssten alle Supermärkte umgebaut werden, weil man die Gemüseabteilungen stark vergrößern müsste und die Süßwarenabteilungen auflösen könnte. Leider sieht die Realität ganz anders aus.

Meine Empfehlung für die Verteilung der Nahrung auf die unterschiedlichen Nahrungsmittelgruppen gründet sich auf die jahrelange Erfahrung in den Ernährungsberatungen. Es gibt viele Autoren, die den Getreideanteil in der Nahrung viel höher ansetzen. Das wäre bei starker körperlicher Arbeit auch richtig. Da aber die meisten von uns sehr wenig Bewegung haben, halte ich es für sinnvoller, die Hälfte unseres Energiebedarfs über Gemüse und Obst zu decken, und zwar weitgehend in gekochter Form. Dieser Rat hat einfach damit zu tun, dass die meisten Menschen Verdauungsprobleme und Blähungen haben, die in der Regel durch zu viel Rohkost und Getreide in Form von Vollkornbrot hervorgerufen werden.

10 % rohes Obst und Gemüse
15 % Sonstiges (Süßes, Brot, Nüsse, Milchprodukte, Fette)
15 % Fleisch, Fisch, Eier, Hülsenfrüchte, Sojaprodukte
20 % gekochtes Getreide (z. B. Reis, Polenta, Hirse, Dinkelgrieß, Grünkernmehl, Bulgur, Couscous, Quinoa, Perlgerste) und Nudeln
40 % Gemüse (inkl. Kartoffeln) und Obst in gekochter Form, Blattsalate, Sprossen

Der hohe Anteil an Gemüse und Obst gewährleistet problemlos eine ausreichende Versorgung mit Mineralien, Vitaminen, sekundären Pflanzenstoffen und Ballaststoffen. Selbst die von der Deutschen Gesellschaft für Ernährung (DGE) geforderten 5 Portionen Obst/

Gemüse pro Tag sind locker zu schaffen, wie folgendes Beispiel zeigt:

Frühstück: Hirse mit Avocadomus
Mittagessen: Gemüsebulgur mit Paprika, Zucchini, Gemüsezwiebel und Blattsalat
Nachmittag: 1 Portion Apfelkompott oder 3 reife Aprikosen
Abendessen: Kartoffelsuppe mit Kräutern, gebratene Champignons auf Rucola

Das sind ungefähr 7 der geforderten Portionen Obst/Gemüse an einem Tag.

Das Konzept von Yin und Yang

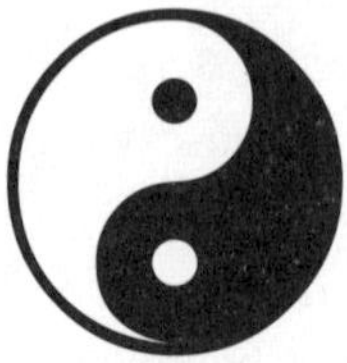

Dieses traditionelle daoistische Yin-Yang-Symbol hat wahrscheinlich jeder schon einmal gesehen. Der Kreis, der die Ganzheit symbolisiert, wird durch eine geschwungene Linie in eine helle Hälfte (= Yang) und eine dunkle Hälfte (= Yin) geteilt.

Diese Zuordnung lässt sich durch die chinesischen Schriftzeichen für Yin und Yang erklären. Das Zeichen Yin bedeutet die Schattenseite eines Berges, wo es kalt, dunkel, feucht und eher ruhig ist. Das Zeichen Yang steht für die Sonnenseite eines Berges, wo es warm, hell, trocken ist und lebendig zugeht.

Diese ursprünglichen Bedeutungen der Begriffe gingen mit der Zeit verloren, und sie wurden immer mehr dazu benutzt, Polaritäten allgemein auf abstrakte Weise darzustellen.

Wir finden das Konzept von Yin und Yang überall in der Natur und unserem Alltag: Winter – Sommer, Nacht – Tag, Mond – Sonne, Ruhe – Aktivität, Wasser – Feuer, langsam – schnell sind nur einige Beispiele für diese Gegensätze, die man mit den Begriffen Yin und Yang in eine Beziehung zueinander setzen kann. Dabei schließen sich die beiden Pole allerdings nicht gegenseitig als unvereinbar aus, sondern stellen jeweils die zwei Seiten einer Ganzheit dar. In der chinesischen Anschauung ist es nicht *entweder* Tag *oder* Nacht, sondern *sowohl* Tag *als auch* Nacht gehören zum Rhythmus des Lebens auf diesem Planeten. Es ist daher auch keine Frage, ob es besser ist, zu schlafen oder aktiv zu sein, denn ohne ausreichenden Schlaf in der Nacht lassen sich keine kraftvollen Aktivitäten am Tag entfalten.

Das Yin-Yang-Symbol verdeutlicht mit seiner hellen und dunklen Seite die grundsätzliche Polarität aller Dinge und Erscheinungen, zeigt aber gleichzeitig durch die geschwungene Linie, die die beiden Hälften trennt bzw. verbindet, dass diese Gegensätzlichkeit nur relativ ist und keinen statischen Zustand beschreibt. Vielmehr macht es die Veränderlichkeit aller Dinge und deren gegenseitige Abhängigkeit voneinander klar.

Für uns im Westen ist die wichtigste Erkenntnis bei dieser Anschauung der Dinge, zu begreifen, was Yin-Yang *nicht* beinhaltet: Es geht auf keinen Fall um eine Bewertung oder Einteilung in gut und böse, richtig und falsch oder wertvoll und minderwertig. Yin und Yang bezeichnen die beiden Seiten einer Medaille – ohne die eine könnte es die andere Seite nicht geben. Da in unseren westlichen Gesellschaften die Yang-Qualitäten wie Kraft, Dynamik, Engagement, Aktivität usw. gerne höher bewertet werden als Yin-Qualitäten wie Ruhe, Entspannung, Schlaf, Erholung usw., ist es überaus wichtig, klarzumachen, dass das eine ohne das andere nicht – oder zumindest nicht lange – existieren kann.

Yang	**Yin**
hell	dunkel
warm	kalt
Sonne	Mond
Tag	Nacht
Aktivität	Ruhe
trocken	feucht
oben	unten
außen	innen
männlich	weiblich
Sommer	Winter
schnell	langsam

Man könnte noch viele weitere Beispiele nennen. Wenn Sie selbst versuchen, Phänomene, Gefühle, Farben, Speisen usw. in dieses Schema einzuordnen, denken Sie daran, dass es ein *relatives* Denkschema ist: Der Schatten unter einem Baum ist Yin im Vergleich zum grellen Licht in der Sonne (Yang), aber hell (Yang) im Vergleich zu einer mondlosen, finsteren Nacht (Yin).

Für die chinesische Medizin und die Ernährung nach den Fünf Elementen sind folgende Zuordnungen von besonderer Bedeutung:

Yang	**Yin**
Feuer	Wasser
Dynamik, Wärme, Energie (Qi)	Blut, Körpersäfte, Substanz
Funktion	Struktur, Gewebe
schwitzen	frieren
kraftvoll, vital	müde, erschöpft
spannungsgeladen	entspannt, ausgeglichen, gelassen
hektisch	ruhig
heiß	kalt
scharf, würzig	mild, fade
extrem	gemäßigt

Was diese etwas theoretischen Vorstellungen von Yin und Yang mit unserer Gesundheit und unserem Essen zu tun haben, werde ich in den nächsten Abschnitten erklären.

Saft und Kraft haben

Im chinesischen Denken sind Yin und Yang so fest verankert, dass nicht nur alltägliche Phänomene oder philosophische Themen unter diesem Gesichtspunkt betrachtet werden – auch in der Medizin, Gesundheits- und Ernährungslehre spielt diese Betrachtungsweise eine entscheidende Rolle. Gesundheit und Wohlbefinden werden daher als ein dynamisches Gleichgewicht von Yin und Yang beschrieben, das den freien Fluss von Blut und Qi im ganzen Körper gewährleistet. Sehr vereinfacht kann man sich dieses Gleichgewicht als eine Balance von Wasser und Feuer vorstellen.

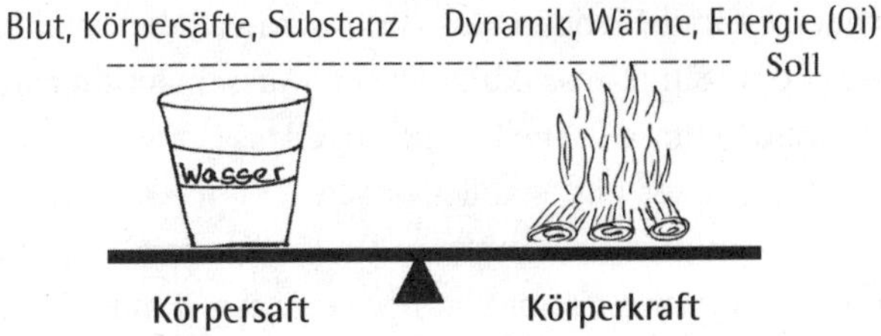

Aus westlicher Sicht kann man anstelle von Yin und Yang gut auch Begriffe wie Körpersaft und Körperkraft verwenden. Ein gesundes Gleichgewicht zeigt sich dann darin, dass man »Saft und Kraft hat«. *Saft zu haben* bedeutet, dass wir genügend Blut und gesunde Körpersäfte besitzen und unsere Muskeln, Knochen, Sehnen usw. eine solide Substanz aufweisen, dass unsere Nerven stark genug sind, um gelassen zu bleiben, und dass wir nachts gut schlafen können. *Kraft zu haben* dagegen bedeutet, dass wir uns leicht und flüssig bewegen können, dass unser Körper und die Gliedmaßen warm und gut durchblutet sind, dass wir voller Tatendrang unsere Aufgaben meistern, um unsere Wünsche und Träume zu realisieren, dass wir einen gesunden Appetit entwickeln und gut verdauen können.

Entsprechend wird Krankheit als eine Entgleisung dieses Gleichgewichts angesehen, was bedeutet, dass man vom einen zu viel und vom anderen zu wenig hat. Begriffe wie Yang-Fülle, Yin-Leere, Yang-Schwäche oder Qi-Mangel sind nur einige Beispiele dafür, wie Krankheiten in der TCM bezeichnet und verstanden werden.

Aber auch beim gesunden Menschen wird das Gleichgewicht von Yin und Yang im täglichen Leben durch vielfältige Faktoren beeinflusst, so dass die Waage mal auf der einen, mal auf der anderen Seite »leichter wird«. Wenn wir zum Beispiel etwas sehr Scharfes essen und dabei ins Schwitzen geraten oder hektisch durch einen Supermarkt eilen, um kurz vor Ladenschluss unsere Einkäufe zu erledigen, dann überwiegt in diesen Momenten das Yang. Sitzen wir dagegen an einem Sommertag unter einem Baum, schauen auf einen gemächlich dahinfließenden Fluss und werden dabei schläfrig, dann überwiegt das Yin. Diese kurzfristigen Ausschläge der Yin-Yang-Balance werden umso schneller und zuverlässiger immer wieder ausgeglichen, je stärker und stabiler unsere »Mitte« ist. »Mitte« steht hier für die Funktion des mittleren Erwärmers mit Magentopf und Verdauungsfeuer, wie sie im vorangegangenen Kapitel beschrieben wurde.

Die thermische Wirkung der Nahrungsmittel

Die chinesische Diätetik und natürlich die aus ihr bei uns im Westen hervorgegangene Ernährung nach den Fünf Elementen ist eine der ganz wenigen Ernährungslehren, die das Phänomen der thermischen Wirkung kennt und nutzt. Wie die Heilkräuter werden dabei auch die Nahrungsmittel in derselben Art klassifiziert, also nach den Kategorien heiß, warm, neutral, erfrischend und kalt. Die thermische Wirkung eines Nahrungsmittels beschreibt sein Temperaturverhalten im Körper, wenn wir es zu uns nehmen. Wenn Sie in einem griechischen Bauernsalat eine richtig scharfe Peperoni erwischen und Ihnen der Gaumen brennt, kein Getränk das Feuer löschen kann und Sie anfangen zu schwitzen, dann wissen Sie, warum die Chinesen sagen, dass Peperoni und Chili thermisch heiß sind. Auf der anderen Seite gibt es kaum etwas so Erfrischendes und Durststillendes wie eine reife Wassermelone, die an heißen Sommertagen eine echte Wohltat sein kann, weil sie den Körper kühlt – sie ist thermisch kalt. Eine genaue Klassifizierung der Nahrungsmittel finden Sie auf dem Nahrungsmittelposter, das dem Buch beigelegt ist.
Die »thermische Wirkung« gibt aber nicht nur Auskunft über das reine Temperaturverhalten, sondern auch Hinweise auf mehr allgemeine Wirkungen der Nahrungsmittel im Stoffwechsel:

Thermische Wirkung	Wirkung im Stoffwechsel	Yin-Yang-Gleichgewicht	
Heiß	vertreibt Kälte, erhitzt den Körper	stärkt die Yang-Wurzel	liefert **Körperkraft**
Warm	wärmt den Körper, dynamisiert		
Neutral	baut Qi auf, harmonisiert	liefert Energie	stärkt die **Mitte**
Erfrischend	baut Säfte und Substanz auf, erfrischt den Körper	stärkt die Yin-Wurzel	liefert **Körpersaft**
Kalt	vertreibt Hitze, kühlt den Körper		

Vor diesem Hintergrund wird klar, warum zum Beispiel Tomaten, Gurken, Melonen, Spinat, Sellerie und Meeresalgen – alles kalte Nahrungsmittel – für Menschen, die leicht frieren und zu kalten Füßen neigen, nicht geeignet sind. Dagegen sind warme und heiße Nahrungsmittel, wie beispielsweise Lamm- und Wildfleisch, Lauch, Knoblauch, Chili, getrockneter Ingwer und Yogitee, sehr gut geeignet, diese Kälte auszugleichen.

Ebenso wie die Eigenschaften der Nahrungsmittel selbst ist auch die *Zubereitungsart* entscheidend dafür, wie eine Speise auf den Körper wirkt. Scharfes Anbraten, Grillen, Rösten, Räuchern, Backen und langes Schmoren sind Yang-verstärkende Kochmethoden, die den Körper erwärmen und das Feuer schüren. Im Gegensatz dazu sind das Blanchieren, das Kochen mit viel Wasser, das Dünsten und das Garen im Dampf Yin-verstärkende Zubereitungsformen, die den Körper eher kühlen und helfen, Säfte aufzubauen.

Um Saft und Kraft gleichermaßen zu stärken und das Yin-Yang-Gleichgewicht in Balance zu halten, gibt es für den gesunden Menschen eine einfache Regel: 30 % warme, 30 % neutrale und 30 % erfrischende Nahrungsmittel und jeweils 5 % heiße und kalte bilden die ideale Mischung.

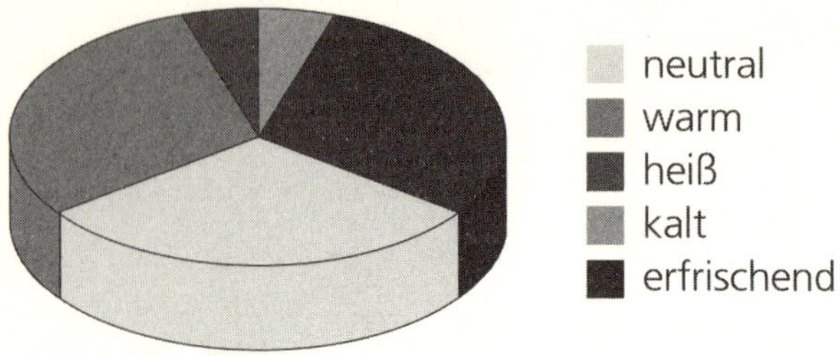

Im Winter und bei Menschen, die oft frieren, verschiebt man diese Aufteilung etwas zugunsten der warmen Nahrungsmittel – dafür werden die erfrischenden weniger: 40 % warm, 30 % neutral, 20 % erfrischend und je 5 % heiß und kalt.

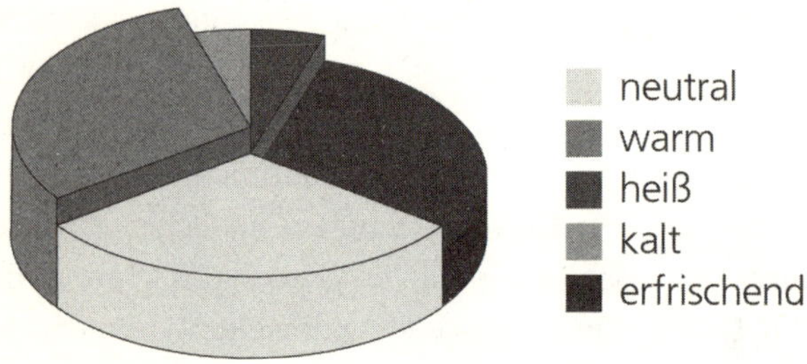

Im Sommer und bei Menschen, denen es eher schnell zu heiß wird, ändert man die Zusammensetzung der Nahrung in die andere Richtung. Sie sollten weniger warme, dafür aber mehr erfrischende Zutaten essen:

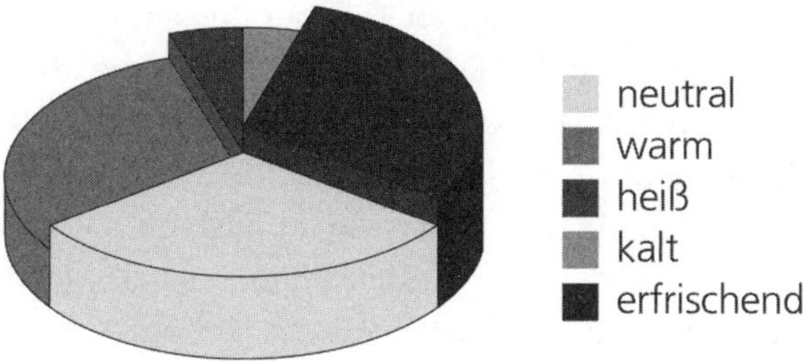

Die jahreszeitliche Verschiebung in Bezug auf die thermische Wirkung ergibt sich automatisch, wenn wir auf das saisonale Gemüse- und Obstangebot aus heimischem Anbau achten. Im Sommer werden stärker wasserhaltige und damit kühlere Gemüse angeboten wie Paprika, Tomaten, Gurken, Blattsalate, Spargel und Zucchini. Dagegen sind Kürbis, Fenchel, Rosenkohl und Lauch typische Wintergemüse, die thermisch eher warm sind. Die neutralen Gemüse sind fast das ganze Jahr über erhältlich: Karotten, Kartoffeln, Weißkohl, Rotkohl, Kohlrabi usw.

Im Rezeptteil sind die Gerichte den Jahreszeiten entsprechend aufgeführt, wobei das saisonale Angebot der Gemüse und Salate das Hauptkriterium für die Einteilung darstellt. Dadurch wird die thermische Wirkung automatisch im Laufe des Jahres physiologisch angepasst.

Der Saisonkalender auf der nächsten Seite verrät Ihnen, in welchen Monaten welches Gemüse aus unseren Breiten angeboten wird. Darauf zu achten hat den Vorteil, dass Sie relativ preiswert einkaufen können und dass die Ware aromatisch und frisch ist.

Wenn wir uns von unserem gesunden Menschenverstand und unverdorbenen Geschmackssinn bei der Auswahl unseres Essens leiten lassen, beachten die meisten von uns die thermische Wirkung im Verlauf des Jahres automatisch. Wann schmecken Erdbeeren besser, wann sind sie süßer und saftiger – im Juni oder im Dezember? Haben Sie im Hochsommer Lust auf Rotkohl mit Nelke und Ingwer gewürzt oder auf Blattsalate mit Tomaten und Mozzarella? Sie sehen, eigentlich ist es ganz einfach. Was uns leider allzu oft in die Irre führt, sind die Supermarktregale, die das ganze Jahr über ein gleichförmiges Angebot präsentieren, das sich auf weltweiten Handel, Gewächshäuser und Kunstdünger stützt. Überliefertes Wissen, eigene Intuition und der Reichtum der Natur – zu dem auch der Jahreszeitenwechsel und das damit verbundene unterschiedliche Nahrungsangebot gehören –, bleiben gegen diese bequeme und allgegenwärtige Konkurrenz schnell auf der Strecke. Eine gute Orientierung liefern dagegen Bauern- und Erzeugermärkte, die ihre eigenen Produkte saisongerecht anbieten.

Saisonkalender für Gemüse

✢ = Nebensaison mit geringem Angebot ✤✤ = Hauptsaison mit starkem Angebot

	Jan.	Feb.	Mrz.	Apr.	Mai	Juni	Juli	Aug.	Sept.	Okt.	Nov.	Dez.
Aubergine						✢	✤✤	✤✤	✤✤	✤✤		
Bärlauch			✢	✤✤								
Blattsalat				✢	✤✤	✤✤	✤✤	✢	✢			
Bleichsellerie					✢	✤✤	✤✤	✤✤	✤✤	✤✤	✢	
Blumenkohl					✢	✤✤	✤✤	✢	✢	✤✤	✢	
Bohne, grün						✢	✤✤	✤✤	✢	✢		
Brokkoli					✢	✤✤	✤✤	✤✤	✤✤	✤✤		
Chicorée	✤✤	✤✤	✤✤								✢	✤✤
Chinakohl	✤✤	✤✤						✤✤	✢	✢	✤✤	✤✤
Endiviensalat	✢	✢				✢		✢	✤✤	✤✤	✢	✢

	Jan.	Feb.	Mrz.	Apr.	Mai	Juni	Juli	Aug.	Sept.	Okt.	Nov.	Dez.
Erbse						✢	✤✤	✤✤				
Feldsalat	✤✤	✤✤	✤✤	✢						✢	✢	✤✤
Fenchel					✢	✢	✢			✤✤	✤✤	✢
Grünkohl	✤✤	✤✤									✢	✤✤
Karotte	✢	✢	✢			✢	✤✤	✢	✤✤	✤✤	✢	✢
Kohlrabi				✢	✤✤	✤✤	✤✤	✤✤	✤✤	✢	✢	
Kürbis	✤✤	✤✤						✢	✢	✢	✤✤	✤✤
Lauch	✢	✢	✢	✢	✢	✢		✢	✢	✤✤	✤✤	✤✤
Mais								✢	✤✤	✢		
Mangold					✢	✤✤	✤✤	✢	✢	✢		
Meerrettich	✢	✢	✢						✢	✤✤	✤✤	✢
Paprika								✤✤	✢	✢		
Pastinake	✢	✢	✢								✢	✤✤
Radieschen		✢	✢	✢	✤✤	✤✤	✤✤	✤✤	✤✤	✤✤	✢	
Rhabarber				✢	✤✤	✤✤						
Rettich	✢	✢	✢	✢	✤✤			✢	✤✤	✤✤	✤✤	✢
Rosenkohl	✤✤	✤✤							✢	✢	✤✤	✤✤
Rote Bete	✢	✢	✢	✢					✢	✤✤	✤✤	✤✤
Rotkohl	✢	✢						✢	✤✤	✤✤	✤✤	✢
Salatgurke					✢	✤✤	✤✤	✤✤	✤✤	✢		
Schwarzwurzel										✢	✤✤	✢
Sellerie	✢	✢	✢	✢				✢	✢	✤✤	✤✤	✤✤
Spargel				✢	✤✤	✤✤						
Spinat			✢	✢	✤✤	✢	✤✤	✤✤	✢	✢	✢	
Spitzkohl					✤✤	✤✤						
Steckrübe	✤✤	✤✤								✢	✤✤	✤✤
Tomate								✢	✤✤	✤✤	✢	
Weißkohl	✤✤	✤✤	✤✤		✢			✤✤	✢	✤✤	✤✤	✤✤
Wirsing	✢	✢						✤✤	✢	✤✤	✤✤	✢
Zucchini						✤✤	✤✤	✢	✢	✢	✢	
Zwiebel	✢	✢	✢			✢		✢	✤✤	✤✤	✤✤	✢

Der Tag-Nacht-Rhythmus

Die »Organuhr« zeigt uns, wie sich das Yin-Yang-Gleichgewicht auch im Verlauf jedes Tages verändert. Interessant ist, dass schon ab 12 Uhr mittags die Yin-Kräfte allmählich anfangen stärker zu werden und dass nachts um 24 Uhr ihr Höhepunkt überschritten wird. Danach beginnt das Yang wieder an Kraft zu gewinnen.

12 Uhr

Yang-Seite **Yin-Seite**

6 Uhr

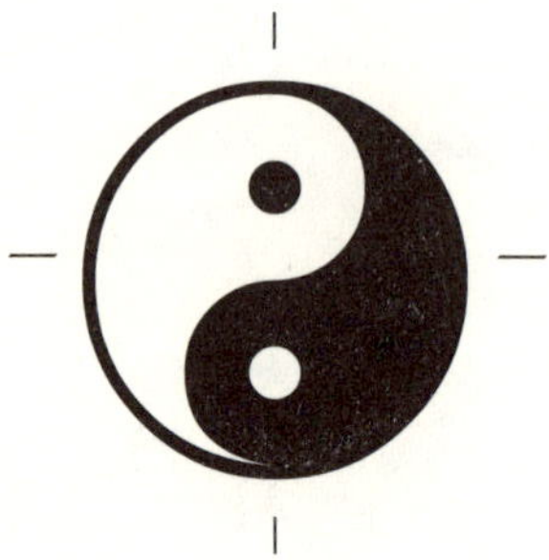

18 Uhr

24 Uhr

Diese Darstellung verdeutlicht, dass es sinnvoll ist, morgens und beim Mittagessen eher das Yang zu stärken und mit der Nachmittagsmahlzeit und am Abend eher die Yin-Kräfte zu nähren. Das Beachten dieses einfachen Konzepts führt zu mehr Kraft und Dynamik am Tag und besserem und erholsamerem Schlaf in der Nacht.
Auch alte Weisheiten wie *»der Schlaf vor Mitternacht ist der beste«* lassen sich mit Hilfe dieses Schemas leicht verstehen: Wenn nach 24 Uhr das Yang schon wieder beginnt, aktiver zu werden, ist der Schlaf nicht mehr so tief und erholsam, denn das Yin wächst durch Passivität und nicht durch Aktivität.
Auch die alte Regel »Frühstücke wie ein Kaiser, esse mittags wie ein Bürger und abends wie ein Bettelmann« wird durch den Yin-Yang-

Tagesablauf bestätigt. Wenn Sie sich den Ausschnitt von 18 bis 24 Uhr anschauen, sehen Sie fast nur schwarz. In dieser Zeit überwiegen die Yin-Kräfte, der Körper und all seine Funktionen kommen also zur Ruhe – auch die Verdauung. Magen und Milz haben sich sozusagen schlafen gelegt. Ihnen dann noch schwere Mahlzeiten aufzubürden, wenn sie eigentlich schon lange Feierabend haben, ist unklug. Eine leichte, möglichst vegetarische Abendmahlzeit vor 18 Uhr wäre ideal. Dann zur Ruhe kommen, früh schlafen gehen, um den nächsten Morgen um 5 Uhr mit Frühsport zu beginnen und anschließend ein ausführliches, herzhaftes Frühstück einzunehmen, mit dem man sich die Energie für den Start in den Tag holt – so ähnlich stellten sich die alten chinesischen Meister wohl ein Leben im Einklang mit dem Dao vor.
Ein Speiseplan, der den Tag-Nacht-Rhythmus von Yin und Yang berücksichtigt, könnte folgendermaßen aussehen:

→ *Vom Morgen bis zum frühen Nachmittag ist das Yang aktiv und sollte gestärkt werden, damit der Mensch Kraft für den Tag und seine Aufgaben hat.*
Frühstück: herzhaft, deftig, kräftig, mit einem Ei, Hülsenfrüchten, Fisch oder Speck (als Eiweißanteil) und gekochtem Getreide
Mittagessen: warmes, gekochtes Essen oder zum Mitnehmen: Salat aus gekochtem Gemüse, Reis oder Nudeln, mit etwas Schinken, Tofu oder Fisch

→ *Am Nachmittag und Abend überwiegt das Yin. Es kann in dieser Zeit besonders wirkungsvoll genährt werden, was dazu führt, dass der Mensch besser schläft und sich nachts effektiver regeneriert.*
Nachmittag: Obstkompott aus einheimischen Früchten, im Sommer auch kleine Mengen reifes Obst
Abendessen: Gemüse-Kartoffel-Eintopf, Nudeln mit Tomaten-Gemüse-Soße, Grießbrei mit Birnenkompott oder Hirse-Apfel-Auflauf

Die Konstitution des Menschen

Wie schon beschrieben wird Gesundheit in der TCM als ein Gleichgewicht von Yin und Yang definiert. Wie sich dieses Gleichgewicht bei jedem Menschen individuell darstellt, hängt von seiner Konstitution ab. Die Konstitution wird zum Teil von den Eltern vererbt und zum Teil durch Lebensumstände und Bedingungen wie Krankheiten und Alter bestimmt. Wir haben also in gewisser Weise die Möglichkeit, unsere Konstitution zu beeinflussen. Und zwar durch das, was wir tagtäglich essen und trinken, und natürlich auch durch unseren Lebensstil.

Als **Hitzköpfe oder Heißblüter** kann man Menschen bezeichnen, die eine *Yang-Fülle* haben. Das heißt: Ihr Feuer ist größer als normal. Solche Menschen frieren selten, sie brauchen auch im Winter keine warme Jacke, Handschuhe und Mütze besitzen sie gar nicht, und sie schwitzen schnell. Es sind dynamische, kraftvolle Menschen, die andere begeistern und mitreißen können und in der Regel fähig sind, Großes zu leisten. Die Energiefülle kann aber auch zu Zornausbrüchen führen oder sich auf körperlicher Ebene als Bluthochdruck zeigen. Bei einer solchen Konstitution ist es sinnvoll, heiße und warme Nahrungsmittel und sehr scharfe Gewürze zu meiden und stattdessen mit viel erfrischendem Gemüse und erfrischenden Früchten das Feuer unter Kontrolle zu bringen.

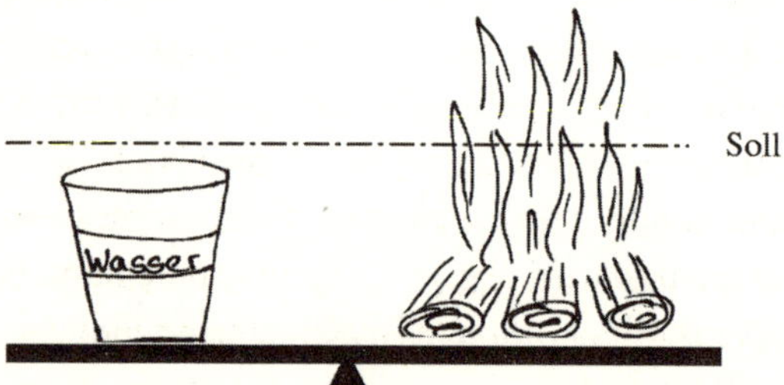

Beim **Kaltfüßler oder der Frierkatze** ist genau das Gegenteil der Fall. Diese Menschen haben einen *Yang-Mangel*, ihr Feuer ist also viel zu klein. Sie frieren oft, brauchen sehr warme Kleidung, um sich wohl zu fühlen, und sie werden schnell müde. Es fällt ihnen schwer, körperlich aktiv und geistig rege zu bleiben. Hier wären warme Spei-

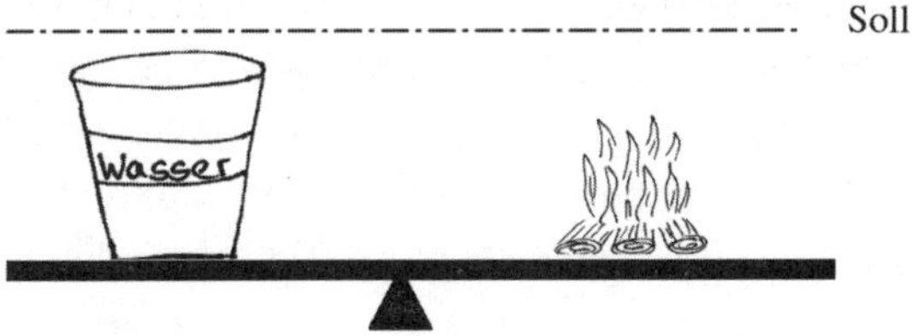

sen mit scharfen Gewürzen, aromatische Schmorgerichte, Kraftsuppen und Yogitee das Richtige, um den Motor auf Touren zu bringen. Regelmäßig kleine Mengen Fleisch, Fisch oder Hülsenfrüchte sind der geeignete Brennstoff, um Kraft und Wärme zu liefern. Auf Rohkost, kalte Speisen und Getränke und Brotmahlzeiten sollte ganz verzichtet werden.

Menschen wirken **zerbrechlich, schwach und dünnhäutig**, wenn sowohl die Yin-Wurzel als auch die Yang-Wurzel zu klein geraten ist. Die TCM nennt dies *Qi- und Blutmangel* auf Grund einer *schwachen Mitte*. Der Qi-Mangel bringt Müdigkeit, Konzentrationsschwäche, Erkältungsanfälligkeit, Gelüste nach Süßem und Verdauungsstörungen mit sich. Das alles sind Zeichen für eine schwache Mitte. Wie im Kapitel über den Drei-Erwärmer erwähnt, soll die Milz/Bauchspeicheldrüse wie ein Feuer unter dem Magentopf die Nahrungsessenz aus dem, was wir essen, herausdestillieren und nach oben in den oberen Erwärmer schicken. Dort wird die Nahrungsessenz in Blut und körpereigenes Qi umgewandelt. Ist die Mitte schwach, dann kommt nicht ausreichend Nahrungsessenz im oberen Erwärmer an, und es können nicht genügend Qi und Blut gebildet werden. Der Blutmangel zeigt sich in lichtempfindlichen Augen, trockener Haut, Einschlafstörungen, Ängstlichkeit und emotionaler

Empfindlichkeit. Hier helfen keine Vitaminbomben in Form von Obstsalaten und Südfrüchten, sondern Hühnerbrühe, Gemüsesuppe, Linseneintopf, Apfelkompott mit Zimt und Vanille oder Birnen in rotem Traubensaft gekocht mit Nelke und Kardamom. Also herzhafte Gerichte, die Kraft geben, und saftige, suppige Speisen mit aromatischen Gewürzen, die Säfte aufbauen. Die Hühnerbrühe habe ich bewusst an erster Stelle genannt, weil sie das optimale Mittel ist, Saft und Kraft zu erzeugen. Qi- und Blutmangel bedeutet, dass ein massives energetisches Loch sowohl in der Yin-Wurzel als auch in der Yang-Wurzel entstanden ist. Dieses Loch zu schließen

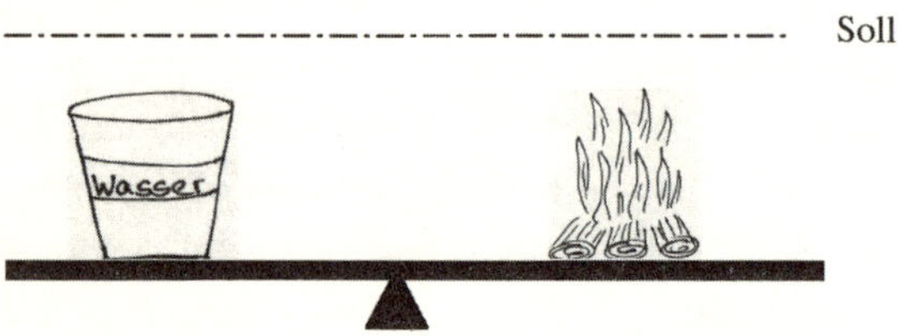

ist ohne tierisches Eiweiß sehr schwierig. Die günstigste Form sind lang gekochte Suppen. Ich möchte damit nicht zum Ausdruck bringen, dass eine gesunde vegetarische Ernährung nicht möglich wäre, aber aus Erfahrung weiß ich, dass sie sehr viel mehr Konsequenz und Einfallsreichtum erfordert. Nur das Fleisch wegzulassen und dafür mehr Süßes, Obst, Salat und Käse zu essen, macht noch keine gesunde Ernährung aus.

Nervös und unruhig wird der Mensch, wenn sich ein *Yin-Mangel* entwickelt. Der Wassereimer ist zu klein, um das Feuer unter Kontrolle zu halten. Man wird hektisch, fahrig, nervös, schläft schlecht, hat Mühe, zur Ruhe zu kommen, zu entspannen, und man fühlt sich schnell völlig überfordert. Hier ist es besonders wichtig, mit erfrischendem Gemüse in Form von Suppen und »soßigen« Speisen, saftigen Kompotten und viel frischen Kräutern und Blattsalaten die Körpersäfte aufzubauen. Um das Feuer unter Kontrolle zu hal-

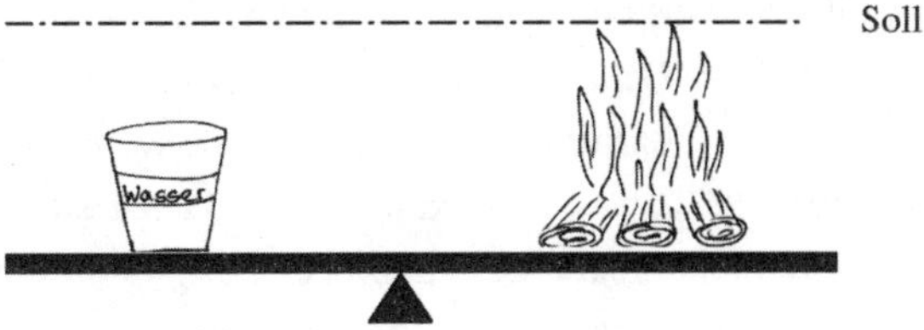

ten, ist es sinnvoll, auf allzu scharfe Gewürze und austrocknende Getränke wie Kaffee, Schwarztee, Grüntee und Rotwein zu verzichten.

Mit einer *Yin-Fülle* wird der Mensch **träge und langsam**, denn die Energie des Feuers reicht einfach nicht aus, um die Menge an Substanz in Bewegung zu bringen, sie zu dynamisieren und zu wärmen. Die TCM geht davon aus, dass feuchte, kühle und saure Nahrungs-

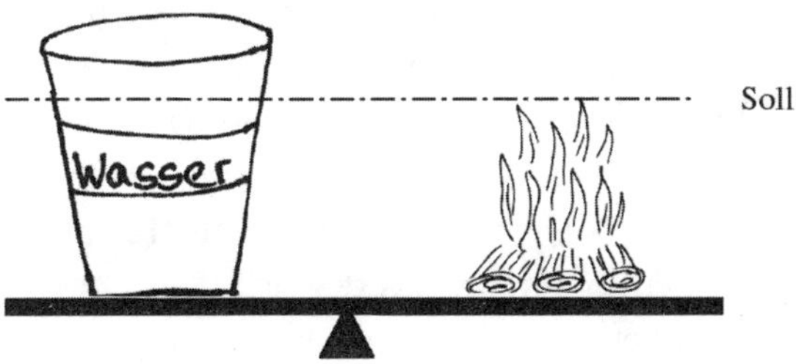

mittel das Verdauungsfeuer schwächen und zu »Feuchtigkeit« führen, die man auch als Yin-Fülle bezeichnen kann. Zu dieser Kategorie gehören hauptsächlich Milchprodukte wie Joghurt, Dickmilch, Quark usw., Speiseeis, Fruchtsaftgetränke, Süßigkeiten und Südfrüchte. Auf all das sollte man verzichten, wenn man aktiver, leichter und fitter werden möchte.

Falls Sie jetzt das Gefühl haben, von allen Beschwerden, die bei den unterschiedlichen Konstitutionstypen genannt sind, ein wenig bei sich wiederzufinden, und völlig ratlos sind, was Sie denn nun essen sollen, dann befolgen Sie den einfachen Rat: *Stärken Sie Ihre Mitte.* Unterstützen Sie Ihr Verdauungsfeuer, indem Sie weniger Rohkost, Brotmahlzeiten, Süßigkeiten und kalte Getränke zu sich nehmen und stattdessen mehr gekochtes Gemüse, Suppen und Eintöpfe genießen. In der TCM-Fachsprache heißt das: Sie bauen Ihr Milz-Qi auf. Genauso sind auch meine Rezepte in diesem Buch zu verstehen. Sie sind von den Zutaten und der Zubereitung her so gestaltet, dass sie die Mitte stärken und auf diese Weise gleichermaßen Saft und Kraft aufbauen – im Winter etwas mehr wärmen und im Sommer eher Säfte aufbauen. Daher sind die Gerichte auch für Familien und Gruppen gut geeignet, in denen ja unterschiedliche Konstitutionstypen vertreten sein können.

Die Rezepte sind für weitgehend gesunde Menschen gedacht, die ihr Wohlbefinden steigern und Krankheiten vorbeugen wollen. Die geschilderten Prinzipien können natürlich auch gezielt therapeutisch eingesetzt werden, um Beschwerden zu mildern und die Heilung von Krankheiten zu unterstützen, insbesondere dann, wenn diese durch Ernährungsfehler hervorgerufen wurden. Dazu ist allerdings eine genaue Befunderstellung im Sinne der chinesischen Medizin durch entsprechend ausgebildete Ärzte, Heilpraktiker oder Ernährungsberater notwendig, aus der sich dann individuelle Ernährungsvorschriften ableiten lassen. Die hier dargestellten Inhalte sollen lediglich ein Verständnis für krankheitsverursachende Prozesse und die Entstehung von Beschwerden erzeugen. Sie reichen nicht aus, um sich selbst zu diagnostizieren und Krankheiten im Do-it-yourself-Verfahren zu kurieren.

Die Fünf Geschmäcker

In einem Klassiker der chinesischen Medizin, dem *Ling Shu,* heißt es in Kapitel 63, dass nur eine Diät, die alle Fünf Geschmäcker – sauer, bitter, süß, scharf und salzig – beinhaltet, die Knochen fest, die Sehnen geschmeidig, Qi und Blut im Fluss und die Poren geschlossen hält und das harmonische Funktionieren der fünf Hauptorgane in ausgewogener Weise gewährleistet. Mit anderen Worten: Nur wenn alle Fünf Geschmäcker im Essen vorkommen, bleibt der Mensch gesund.

Eine Erklärung für diese Behauptung liefert die *Fünf-Elemente-Theorie,* die einen Teil des Gedankengebäudes der TCM darstellt. *Holz, Feuer, Erde, Metall* und *Wasser* sind die Elemente, die in diesem System dazu dienen, die Welt zu beschreiben und ihre Wirkmechanismen zu verstehen. Die nachfolgende Tabelle gibt einen Überblick, welche Eigenschaften und Kriterien jedem dieser Elemente zugeordnet werden.

	Holz	**Feuer**	**Erde**	**Metall**	**Wasser**
Farbe	grün	rot	gelb	weiß	blau/schwarz
Jahreszeit	Frühling	Sommer	Spätsommer	Herbst	Winter
Geschmack	sauer	bitter	süß	scharf	salzig
Wirkrichtung	nach unten und innen	nach unten	keine bestimmte	nach oben und außen	nach innen
Sinnesorgan	Auge	Zunge	Mund	Nase	Ohren
Gewebe	Sehnen	Blutgefäße	Muskeln	Haut	Knochen
Organe	Leber, Gallenblase	Herz, Dünndarm	Milz, Magen	Lunge, Dickdarm	Niere, Blase

Wie Sie in der Tabelle sehen, werden auch die Organe auf Grund ihrer Eigenschaften und Aufgaben den Elementen zugeteilt. Da jedem Element auch ein Geschmack entspricht, kann man daraus ableiten, dass der jeweilige Geschmack speziell diese Organe beeinflusst. Wenn man alle Organe optimal versorgen und nähren will, müssen also alle Fünf Geschmäcker gleichermaßen in unserem Essen enthalten sein.

Die Wirkungen von süß, sauer, salzig, scharf und bitter

Der **süße Geschmack** gehört zum Erde-Element und beeinflusst speziell Milz und Magen.
Eigenschaften des süßen Geschmacks: *baut Energie auf, nährt, sättigt, harmonisiert, verteilt, entspannt, befeuchtet; ist sämig, mehlig, weich und breiförmig.*

Mild-süße Nahrungsmittel, wie gekochte Karotten zum Beispiel, stärken Milz und Magen – zuckersüße Nahrungsmittel, wie Marmelade, Schokolade, Kuchen usw., schaden dagegen der Milz, indem sie Feuchtigkeit erzeugen. Die Milz braucht also Süßes, aber zu viel schadet ihr.
Außerdem hat das, was die chinesische Medizin unter »süß« versteht, nichts mit Zucker zu tun. Als süß werden hier all die Nahrungsmittel bezeichnet, die reich an Kohlehydraten, Eiweiß und Fett sind – also unsere Grundnahrungsmittel.
Die chinesische Ernährungslehre besagt, dass der süße Geschmack Qi aufbaut und harmonisiert. Westlich gesehen kann man sagen, dass die Nahrungsmittel, die zum Erde-Element gehören, nähren, sättigen und zufrieden machen.
Die erdigen, süßen Nahrungsmittel haben allerdings auch einen Nachteil: Sie sind relativ schwer verdaulich, weil sie keine spezielle Wirkrichtung und damit keine Eigendynamik besitzen. Denken Sie zum Beispiel an Kartoffelbrei. Er besteht aus drei süßen Nahrungsmitteln: Kartoffeln, Butter und Milch; und er liegt, wenn man eine ordentliche Portion davon vertilgt hat, schwer im Magen. Gut gewürzt mit reichlich Muskat, Salz, vielleicht noch abgeriebener

Zitronenschale, Thymian und kombiniert mit knackigem Chicorée, lässt er sich viel besser verdauen – und es schmeckt auch viel besser. Das, was die erdigen, nährenden Nahrungsmittel lecker und gut verdaulich macht, sind die Gewürze und Zutaten aus den anderen vier Elementen. Denn die anderen Geschmacksrichtungen haben jeweils eine *Wirkrichtung* nach unten, innen, oben oder außen und bringen damit Schwung und Dynamik in die Speisen. Das fördert den Verdauungsprozess ganz wesentlich. Außerdem sind unsere Gewürze und Kräuter reich an ätherischen Ölen und aromatischen Inhaltsstoffen, die ihr Übriges tun, um unsere Verdauung in Gang und den Stoffwechsel auf Trab zu bringen. Lesen Sie dazu auch bitte das Kapitel »Das Kochen im Zyklus« in Teil 2 dieses Buches.
Wenn wir unserem Körper nicht genügend geeigneten Brennstoff als Ausgangsmaterial für die Qi-Produktion zuführen, machen sich als Erstes Milz und Magen, die Organe des mittleren Erwärmers, »unangenehm« bemerkbar. Da die Milz als Erd-Organ mit dem süßen Geschmack verbunden ist und sie sich im Sinnesorgan Mund (= Geschmackssinn) offenbaren kann, meldet sie bei Energiemangel *Heißhunger auf Süßes*. Dieses weit verbreitete Problem tritt immer dann auf, wenn unsere Nahrung nicht genügend Qi enthält, wenn wir nicht genügend essen oder unserer Milz – dem Verdauungsfeuer – auf andere Weise schaden. Bitte füttern Sie Ihre Milz dann nicht mit Schokolade, Kuchen oder Eis. Das würde sie noch mehr schwächen und die ganze Sache nur verschlimmern. Richtig sind zum Beispiel ein Hirse-Apfel-Auflauf, gekochte Karotten, Kartoffel-Lauch-Suppe usw., also Speisen mit einem hohen Anteil an mild-süßen, gekochten, erdigen Zutaten.

Der **saure Geschmack** gehört zum Holz-Element und beeinflusst speziell Leber und Gallenblase.
Eigenschaften des sauren Geschmacks: *zieht zusammen, leitet nach unten und innen, bewahrt die Körpersäfte, sammelt an; ist saftig, knackig und holzig.*

Mild säuerliche Nahrungsmittel, wie zum Beispiel Stachelbeerkompott, Hagebuttentee oder Dickmilch, sind günstig für die Leber, weil die nach unten und innen zusammenziehende Wirkrichtung des sauren Geschmacks die expansive Kraft der Leber unter Kontrolle hält. Sehr saure Nahrungsmittel wie zum Beispiel Essig oder Orangensaft ziehen so stark zusammen, dass sich die Leber-Energie nicht mehr entfalten kann. Dies kann zu Stagnationen führen. Es kommt also wie so oft auf die Dosis an.
Viele Nahrungsmittel, die westlich gesehen kalorienarm und daher diätgeeignet erscheinen, gehören zum sauren Geschmack: Kiwi, Orangen, saure Äpfel, Tomaten, Quark und Joghurt. Da der saure Geschmack aber bewahrend und ansammelnd wirkt, ist von Seiten der TCM her klar, warum solche Diäten zumindest langfristig wenig Erfolg bringen. Dazu kommt, dass die genannten Nahrungsmittel keinerlei Erdcharakter besitzen, der uns nähren und zufrieden stellen könnte, was über kurz oder lang zu Heißhunger auf Süßes führt.

Der **salzige Geschmack** gehört zum Wasser-Element und beeinflusst besonders Niere und Blase.
Eigenschaften des salzigen Geschmacks: *weicht auf (in kleinen Mengen), leitet nach innen und zu den Knochen, verhärtet und trocknet aus (in großen Mengen); ist reich an Mineralien.*

Mit »salzigem Geschmack« ist nicht nur Kochsalz gemeint, sondern in erster Linie Nahrungsmittel, die sehr reich an Mineralien sind und/oder aus dem Meer stammen. Alles, was *salzig riecht* – das sind hauptsächlich Fische und Meeresalgen –, weicht auf und macht geschmeidig. Große Mengen Salz – dann *schmeckt es salzig* – verhärten und trocknen aus. Diese Tatsache macht sich der Mensch beim Einsalzen und Trocknen von Nahrungsmitteln schon sehr lange zunutze.
Viel Salz – meist minderwertiges Kochsalz – findet sich versteckt und geschmacklich getarnt in Fertigprodukten, Wurst und Käse.

Wer diese Speisen weitgehend meidet, kann beim Kochen ruhig mit Meersalz, Sojasoße oder Miso würzen. Viel entscheidender für unsere Gesundheit – auch bis ins hohe Alter – ist die ausreichende Versorgung mit anderen Mineralien, wie Calcium, Magnesium, Kalium, Eisen, Chrom, Kupfer, Zink usw., die sich außer in den Meeresalgen auch im Gemüse und Obst reichlich finden.

Der **scharfe Geschmack** gehört zum Metall-Element und beeinflusst Lunge und Dickdarm.
Eigenschaften des scharfen Geschmacks: *bewegt nach oben und außen, löst Stagnation, dynamisiert, bringt Qi nach oben, zerstreut Energie; ist trocken, bröselig, konzentriert.*

Sehr viele unserer Gewürze sind scharf und gehören daher zum Metall-Element. Eine Prise Pfeffer oder Muskat geben einer einfachen Kartoffelsuppe Pfiff. Lorbeerblätter, Nelke und Zwiebel sind ein aromatisches Trio, das als so genannte Spickzwiebel in jede gute Fleischbrühe gehört. Reichlich Kümmel macht Weißkohl bekömmlich. Die hier genannten Gewürze besitzen auf Grund ihrer Schärfe eine hohe Dynamik, die das Qi im Körper bewegt und auch die Verdauung fördert.
Der scharfe Geschmack löst Stagnation, heißt es. Kennen Sie das befreiende Gefühl in Kopf und Nase, wenn Ihnen ein Löffel Meerrettich gerade die Schleimhäute durchgepustet hat? Auch wenn es einem fast die Tränen in die Augen treibt, hinterher fühlt sich der Kopf freier an, weil die Blockaden gelöst wurden.
Eine andere Eigenschaft des scharfen Geschmacks ist es, das Qi nach oben zu bringen. Das ist zum einen wichtig, damit das Nahrungs-Qi aus dem mittleren in den oberen Erwärmer gebracht wird – als Unterstützung der Milz. Zum anderen ist auch unsere Stimmung vom Aufsteigen der klaren Yang-Energie nach oben abhängig. Geschieht dies nicht, fühlen wir uns niedergeschlagen, heruntergezogen und haben zu nichts Lust. Wer ein solches Stimmungstief mit

Süßigkeiten zu beheben versucht, wird kaum Erfolg haben, aber sicher langfristig eine noch trübere Stimmung erzeugen. Die richtige »Medizin« wäre in diesem Fall zum Beispiel eine scharfe Hühnersuppe wie beim Thailänder oder richtig scharfes Chili con Carne oder Spaghetti arrabiata. Solche Gerichte reißen die Energie förmlich nach oben und ziehen damit die Stimmung aus dem Sumpf. Probieren Sie es einfach einmal aus. Aber Vorsicht: Man sollte nicht ständig sehr scharf essen, weil der scharfe Geschmack auch zerstreuend wirkt. Wenn wir wegen der Schärfe beim Essen richtig ins Schwitzen geraten, verlieren wir durch die geöffneten Poren auch Qi. Das wäre auf Dauer kontraproduktiv.

Der **bittere Geschmack** gehört zum Feuer-Element und beeinflusst Herz und Dünndarm.
Eigenschaften des bitteren Geschmacks: *leitet nach unten, fördert die Ausscheidung, trocknet Feuchtigkeit; ist knusprig, geröstet, groß; künstliche Bitterstoffe trocknen die Körpersäfte und das Blut aus.*

Auf den bitteren Geschmack würden viele wohl am liebsten verzichten und lieber mehr Süßes naschen. Bitterstoffe sind aber überaus wichtig, da sie mit ihrer Wirkrichtung nach unten helfen, all das loszuwerden, was wir ausscheiden wollen. Außerdem hat der bittere Geschmack einen reinigenden und klärenden Charakter, der Feuchtigkeit ausleitet bzw. verhindert. Dies führt dazu, dass unser Verdauungsfeuer im mittleren Erwärmer es schön trocken hat.
Wichtig ist, dass man die natürlichen Bitterstoffe, wie sie in Pflanzen vorkommen, von den künstlichen Bitterstoffen unterscheidet, die durch Rösten, Fermentieren, Gären usw. entstehen. Diese künstlichen Bitterstoffe wirken stark austrocknend und säfteschädigend. Sie sind vor allem in Kaffee, Schwarztee, Kakao, Getreidekaffee und Rotwein enthalten.

Die Nahrungsmitteltabelle

Wirkung und Einsatzmöglichkeiten der einzelnen Nahrungsmittel werden in der chinesischen Ernährungslehre bestimmt durch Geschmack, Temperaturverhalten, Farbe, Aussehen, spezielle Wirkweise oder Wirkrichtung usw. Um diese sehr komplexen Eigenschaften für das tägliche Kochen etwas handlicher darzustellen, gibt es eine »zweidimensionale« Nahrungsmitteltabelle. In ihr finden Sie in fünf senkrechten Spalten die Einteilung *nach der thermischen Wirkung: heiß – warm – neutral – erfrischend – kalt.* In den waagrechten Blöcken sind die *fünf Elemente Holz – Feuer – Erde – Metall – Wasser* dargestellt. Die Zuordnung eines Nahrungsmittels zu einem bestimmten Element erfolgt in erster Linie auf Grund seines Geschmacks: Holz = sauer, Feuer = bitter usw. Wenn Sie die Liste genau anschauen, werden Sie sich allerdings fragen, warum zum Beispiel Huhn, Petersilie und Weizen im Holz-Element zu finden sind, obwohl sie doch ganz und gar nicht sauer schmecken. Die Erklärung hierfür ist der so genannte Organbezug, der besagt, dass ein Nahrungsmittel eine ganz bestimmte Wirkung auf ein Organ hat, wie zum Beispiel der Weizen, der die Leber entgiftet, oder das Huhn, das Leberblut aufbaut, oder die Petersilie, die auf Grund ihrer aromatischen Eigenschaften das Leber-Qi bewegt. Da die Haupteigenschaften dieser drei Nahrungsmittel mit der Leber zu tun haben, werden sie dem Holz-Element zugeordnet – obwohl sie nicht sauer schmecken.

Auch die Farbe und die Form können zur Einteilung herangezogen werden. So werden zum Beispiel alle Hülsenfrüchte zum Wasser-Element gerechnet, obwohl sie in gekochtem Zustand eher mild, süß schmecken und einen mehligen Charakter haben. Sie werden aber dem Wasser-Element zugeordnet, weil man Hülsenfrüchte durch Einweichen in Wasser und Kochen in Wasser erst einmal »zum Leben erwecken« muss und weil viele Bohnen die typische Nierenform besitzen, die eine klare Zuordnung zur Niere und damit zum Wasser-Element erlaubt.

Außerdem gibt es in klassischen Texten der chinesischen Medizin Aussagen über Nahrungsmittel, die wir nicht unbedingt erklären oder nachvollziehen können. Da sich dieses Wissen aber bewährt hat, wird es weiterhin so gehandhabt. Deshalb stehen zum Beispiel Lamm, Ziege und Schaf im Feuer-Element, obwohl sie nicht bitter schmecken.
Die hier dargestellte Nahrungsmitteltabelle stammt von Barbara Temelie. Sie verwendet die gleiche Klassifizierung der Nahrungsmittel in ihren Büchern und den Ausbildungen in der Ernährungsberatung, die wir gemeinsam durchführen.

Das Kochen mit den Fünf Elementen

Vieles von dem, was ich als Kind bei meiner Großmutter in der Küche und am Herd gelernt habe, als sie die ganze damals 7-köpfige Familie versorgte, mache ich heute wieder ganz genauso, und es stimmt mit den Prinzipien der chinesischen Ernährungslehre absolut überein: Das Essen wird gekocht, statt dass es als Rohkost verzehrt würde. Es werden frische Zutaten verwendet – was Hof und Garten bzw. Bauernmarkt gerade hergeben. Häufig stehen Suppen auf dem Speiseplan. Das Essen ist einfach, aber lecker.
Das Besondere an der Fünf-Elemente-Küche ist, dass ich heute erklären kann, warum die Prise Salz am Pudding nicht fehlen darf oder im Winter der Salat aus gekochten Karotten und Sellerie so gut tut. Sie gibt mir die Begründungen zu den Fragen, warum eine heiße Suppe mit Ingwer und Lauch dafür sorgen wird, dass ich warme Füße bekomme, oder eine Wassermelone hilft, die Hitze eines Hochsommertages besser zu überstehen.
Das Kochen mit den Fünf Elementen bedeutet auch, dass man die Zutaten so wählt, dass möglichst jedes Element und damit jeder Geschmack in den Speisen vorkommt. Man kann Gemüsepfannen oder Suppen zum Beispiel farblich schön zusammenstellen:

grüne Zucchini, roter Paprika, gelber Mais, weißer Kohlrabi und schwarze Mu-Erh-Pilze. Das sieht wunderschön aus, liefert eine Vielzahl von Mineralien, sekundären Pflanzenstoffen und Vitaminen und wird herrlich schmecken – vor allem, wenn man es noch »im Kreis herum« abschmeckt mit einem Spritzer Zitrone, Curcuma, Vollrohrzucker, Pfeffer und Sojasoße. Eine Kursteilnehmerin sagte einmal beim Anblick einer solchen bunten Gemüsepfanne: »Da geht einem ja das Herz auf!« Mit leckerem Essen sprechen wir also nicht nur die Sinne an – Augen, Nase und Geschmack –, sondern auch das Herz – unsere Emotionen. Wie abhängig die Stimmung vom Essen sein kann, weiß jeder, der schon einmal im Bereich von Gruppenverpflegung gearbeitet hat. Etwas überspitzt ausgedrückt kann man sagen, dass der Erfolg einer Hauptversammlung genauso wie das Gelingen eines Wochenend-Workshops, eines Gruppenausflugs oder einer Familienfeier letztendlich von der guten Verpflegung abhängt. Für die chinesische Medizin ist dieser enge Zusammenhang von Essen und Emotionen ganz selbstverständlich. Sie kennt sogar einen Sondermeridian – *Xu Li* –, der Magen und Herz direkt miteinander verbindet. Wenn wir »nach Herzenslust essen«, entspricht das genau dieser Vorstellung, die ausdrückt, dass unser Appetit gleichermaßen vom Zustand unseres Herzens wie auch unseres Magens beeinflusst wird. Je tiefer man über diese Verbindungen nachdenkt, desto klarer wird, dass das Kochen nach den Fünf Elementen einen ganzheitlichen Ansatz bietet, der Erklärungen über die Wirkung von Essen liefert und der weit über das übliche Kalorienzählen und Vitamine-Abwiegen hinausgeht.

Die Fünf-Elemente-Küche ist außerdem eine sehr kreative Küche, denn wenn Sie sich angewöhnen, aus jedem Element eine Zutat zu verwenden, werden Sie häufiger eingefahrene Wege verlassen und ungewöhnliche Zusammenstellungen erfinden, die dann oft überraschend gut schmecken. Bei vielen Rezepten finden Sie daher Tipps zur Abwandlung der Zutaten, die Sie dazu inspirieren sollen, auch selbst neue Kreationen auszuprobieren.

Beweisen Sie guten Geschmack: Essen Sie gesund

Gesundes Essen und Genuss schließen sich keineswegs aus. Im Gegenteil: Essen ist dann besonders lecker und zufrieden stellend, wenn es uns auch noch gut bekommt.

Dafür kann man zunächst auf einfache Weise sorgen: Man achtet auf eine *Balance von Yin und Yang*, indem man die *thermische Wirkung* der Speisen berücksichtigt. Das gelingt am einfachsten mit saisonalen Produkten. Man kann zum Beispiel auch Lammfleisch (heiß) mit Tomaten (kalt) schmoren oder Gurkensalat (kalt) mit viel rosa Pfeffer (heiß) würzen. Dazu serviert man gebratene Polentascheiben, die die neutrale Mitte bilden.

Beim *Kochen mit den Fünf Elementen* werden automatisch alle *Fünf Geschmäcker* in den Speisen vereint. Das verbessert ihren Geschmack deutlich und trägt zur Gesunderhaltung aller Organe bei. Das Essen befriedigt und sättigt auf angenehme Weise, ohne Völlegefühl und Müdigkeit zu erzeugen. Durch die Ausgewogenheit der Geschmäcker werden Gelüste reduziert und der Heißhunger auf Süßes ausgebremst.

Von asiatischen Köchen können wir uns inspirieren lassen, was die optische Gestaltung der Speisen angeht. Sie verstehen es meisterhaft, zum Beispiel Gemüse nach *Farben und Formen* so zusammenzustellen, dass Gerichte entstehen, die nicht nur das Auge erfreuen, sondern auch den Appetit anregen. Dabei ist es nicht notwendig, Gemüse kunstvoll zu schnitzen oder es mit mächtigen Verzierungen zu drapieren. Zur grünen Zucchini gibt man einfach roten statt grünen Paprika. Oder wenn es nur eine Farbe sein soll, dann eben verschiedene Formen, wie halbe Zucchinischeiben, runde grüne Erbsen und längliche grüne Bohnen – auch das ergibt ein reizvolles Bild.

Neben dem ansprechenden Aussehen der Speisen ist auch der *Duft* als anregender Faktor entscheidend dafür, ob wir Speisen lecker finden und ob sie uns bekommen. Wenn uns nämlich der Anblick und der Duft der Speisen das Wasser im Mund zusammenlaufen lassen, bedeutet das, dass unsere Verdauungsorgane hellwach und willig sind, mit der Arbeit zu beginnen. Ihre Bereitschaft, das Essen aufzunehmen und zu verarbeiten, trägt maßgeblich zur *Bekömmlichkeit* der Speisen bei. Den richtigen Duft bekommen die Speisen durch Gewürze und Kräuter, die sowieso auf Grund ihrer Inhaltsstoffe die Verdauung anregen und die Verarbeitung der Nahrung fördern. Damit Ihnen der großzügige Umgang mit Kräutern und Gewürzen in Fleisch und Blut übergeht, habe ich diesen überaus wichtigen Zutaten in Teil 2 ein eigenes Kapitel gewidmet.

Zuletzt möchte ich noch auf einen wichtigen Aspekt genussvollen und gesunden Essens hinweisen, der mir sehr am Herzen liegt: die *Qualität unserer Nahrungsmittel*. Unter hoher Qualität verstehe ich nicht unbedingt nur Bioware, wobei ich gerade bei Obst und Gemüse meist auf Nahrungsmittel aus kontrolliertem Anbau zurückgreife.

Aber es gibt noch andere Qualitätskriterien. Eine Fenchelsalami vom italienischen Feinkosthändler oder Honig vom Imker, Traubensaft vom Winzer aus der Nachbarschaft oder handgemachter Ziegenkäse vom Bauern auf dem Markt – all diese Produkte haben eins gemeinsam: Sie wurden auf traditionelle Weise aus guten Grundzutaten nach handwerklicher Kunst hergestellt. Und das schmeckt man.

Klar, die industriell hergestellte Massenware ist natürlich preiswerter. Billig – um jeden Preis, das ist der derzeitige Trend in allen Bereichen. Der Preis, den wir dafür bezahlen, ist allerdings sehr hoch. Viele alte Haustierrassen sind vom Aussterben bedroht, weil sie neben den modernen Hochleistungskühen und Turboschweinen kaum noch eine Chance auf einem rein gewinnorientierten Weltmarkt haben. Verloren geht auch der Geschmack. Viele Obstsorten werden seit Jahren auf leichte Pflückbarkeit und lange Lagerfähigkeit hin gezüchtet – dass dabei das Aroma auf der Strecke bleibt, spielt keine Rolle. Kleine Molkereien schließen, weil sie sich gegen die übermächtige Industrie nicht mehr behaupten können – regionale Käsespezialitäten verschwinden vom Markt. Und das alles nur, weil wir bei Billiganbietern für ein paar Cent Mengen von Joghurt kaufen, die uns gar nicht guttun?

Seit Jahren bin ich Mitglied in der Slow-Food-Organisation, die sich für den Erhalt regionaler Spezialitäten und die Qualität von Nahrungsmitteln einsetzt. Daher kaufe ich lieber wenig von einer guten Salami, nur selten echten Wildlachs und gar keine Süßigkeiten. Das ist meine Art, mit dem Haushaltsgeld auszukommen. Wirklich gute, hocharomatische und geschmacksintensive Produkte selten zu genießen macht mehr Freude, weil sie Highlights setzen, als ein ständig mit Einheitsmasse gefüllter Kühlschrank.

Und last, but not least ist es wichtig, *mit Liebe zu kochen*, und das nicht nur, weil Liebe bekanntlich durch den Magen geht. Wenn Sie Spaß beim Kochen haben und es gerne tun, reichern Sie die Speisen mit dieser positiven, glücklichen Schwingung an, und das spüren alle, die Ihre Gerichte essen – Sie selbst natürlich auch.

Teil 2

Praktische Tipps und Tricks, damit das Kochen Spaß macht

Praktische Geräte und Helfer in der Küche

Damit das Kochen und Hantieren in der Küche Spaß macht, braucht man das richtige Werkzeug. Sie brauchen keine riesige Profiausstattung, aber es lohnt sich, in ein paar wichtige Helfer zu investieren, die Ihnen tagtäglich die Arbeit erleichtern. Für mich steht auf der Helferliste ganz oben – unverzichtbar – eine gute *Spülmaschine*. Wer regelmäßig kocht, produziert zwangsläufig schmutziges Geschirr und Gerätschaften, die gespült werden müssen. Damit beim Spülen kein Frust aufkommt, der Sie am Kochen hindern könnte, brauchen Sie eine leistungsfähige Spülmaschine, die Geschirr, Gläser, Töpfe, Besteck und Geräte zuverlässig säubert.
Sehr nützlich und praktisch ist auch ein *Relingsystem* – also eine Stange oder Leiste, die an der Küchenwand befestigt wird und an der man all das aufhängen kann, was man ständig griffbereit haben möchte, wie zum Beispiel Schälmesser, Schere, kleines Sieb, Zestenreißer, Schneidebrett oder Spülbürste. Wenn genügend Platz vorhanden ist, werden die Messer an einer *Magnetleiste* aufgehängt.

Vorbereiten der Zutaten: schälen, schneiden, hacken, hobeln

Da die meisten Zutaten vor dem Kochen geschält, geschnitten oder sonst wie zerkleinert werden müssen, brauchen Sie dazu tüchtige Helfer in Form von Messern, Schälern, Hobeln und Reiben.

Für eine Grundausstattung an *Messern* genügt ein kleines *Universalküchenmesser* (Klinge ca. 8 cm), ein *Allzweckmesser* (Klinge ca. 15 cm) und ein großes *Kochmesser* (Klinge ca. 20 cm). Hier empfehle ich ein japanisches Kochmesser (Santoku). Es hat eine zweiseitig geschliffene Klinge und ist für Gemüse, Fleisch und Fisch gleichermaßen geeignet. Falls Ihnen dieses Messer sehr groß vorkommt, werden Sie es trotzdem bald zu schätzen wissen, denn mit einem solchen Messer lassen sich sowohl große Kohlköpfe, Kürbisse, Melonen usw. mühelos teilen als auch Ingwer, Knoblauch oder Kräuter ganz fein zerhacken. Wussten Sie, dass das Messer umso größer sein sollte, je feiner etwas damit geschnitten werden soll?
Wichtig ist die »krallenartige« Handhaltung, damit Sie sich nicht in die Fingerkuppen schneiden.
Dazu brauchen Sie noch einen guten *Schleifstein,* damit Sie Ihre Messer immer wieder schärfen können, denn nur mit scharfen Messern kann man präzise, schnell und sicher arbeiten.
Zu einem guten Messer gehört auch ein stabiles *Schneidebrett*. Für den normalen Haushalt genügt ein kleines und ein großes. Wichtig ist, dass das Brett dick und solide ist und gut aufliegt. Deshalb sind Bretter mit Füßchen recht empfehlenswert, weil Bretter sich im Laufe der Zeit oft verziehen und dann nicht mehr plan aufliegen. Und das ist die größte Gefahrenquelle im Umgang mit Messern: Wenn das Brett rutscht oder wackelt, ist Ihr Finger auch schnell unter die Klinge gerutscht! Experten legen ein feuchtes Schwammtuch unters Brett, um genau das zu verhindern. Welches Material Sie beim Brett wählen, ist Ansichtssache. Viele Profis schwören auf Holz, aber auch Teflon oder Speckstein sind empfehlenswerte Materialien. Billige Kunststoffbretter sind nicht geeignet, weil die Messer darauf zu schnell stumpf werden.
Zum Schälen sollten Sie unbedingt einen *Sparschäler* mit einer quer stehenden Klinge verwenden. Die Firma WMF bietet für wenige Euro ein simples Gerät mit einem farbigen Kunststoffgriff an, das sich bei mir sehr gut bewährt. Mit ein wenig Übung schälen Sie

Karotten, Spargel, Kartoffel usw. damit rasant schnell. Achten Sie beim Kauf vielleicht darauf, dass die Klingen nicht zu eng stehen. Dadurch werden die Schalen zwar sehr dünn, aber dafür müssen Sie dann über manche Stellen zweimal drübergehen. Der Sparschäler soll meiner Meinung nach Zeit sparen, und das tut er nur, wenn mit einem Rutsch alles weg ist, was weg soll.

Da bei vielen meiner Rezepte das Gemüse nur kurz gegart werden soll, muss es vor dem Kochen entsprechend zerkleinert werden. Karotten werden daher oft in dünne Scheibchen gehobelt oder Kohlrabi und Sellerie in Julienne-Streifen geschnitten. Mit dem Messer ist das – wenn man nicht gerade ein Profi ist – eine Heidenarbeit, die lange dauert, besonders wenn man für mehrere Personen kochen will. Hierfür sind so genannte *Gemüsehobel* oder *Rohkostreiben* sehr empfehlenswert. Es gibt verschiedene Modelle auf dem Markt, die Sie sich auf Haushalts- und Verbrauchermessen anschauen können. Dort werden diese Geräte vorgeführt und verkauft. Einen solchen Messestand erkennen Sie schon von weitem an den Bergen von Gemüse, das, in alle erdenklichen Formen geschnipselt, vor den Zuschauern aufgetürmt ist. Bei diesen Vorführungen können Sie sich die Handhabung der Geräte genau zeigen lassen und vielleicht selbst einmal ausprobieren. Ich selbst benutze eine Börner-Gemüsereibe mit V-förmigem Messer. Mit den dazugehörenden Einsätzen kann man ganz einfach dicke und dünne Scheiben oder dicke und dünne Stifte schneiden. Mit etwas Übung und Trick 17 gelingen auch kleine Zwiebelwürfel oder gröbere Würfel aus gekochter Roter Bete für den Salat. Was ich an dem Gerät von Börner besonders schätze, ist die Halterung für das Gemüse, die das Schneidgut sicher aufspießt und hält, damit man es über die wirklich sehr scharfen Messer ziehen kann – ohne die Finger in Gefahr zu bringen. Denn darüber muss man sich im Klaren sein: An den scharfen Messern dieser Hobel kann man sich schwer verletzen, wenn man unsachgemäß oder unachtsam damit umgeht. Mit Bedacht, dem nötigen Respekt und Konzentration bei der Arbeit aber sind sie wunderbare Helfer.

Töpfe und Pfannen

Edelstahltöpfe mit dickem Boden sind meiner Meinung nach universell einsetzbar. Man braucht davon 2 bis 4 Stück in verschiedenen Größen. Edelstahl ist pflegeleicht, langlebig und auf allen Herdarten einsetzbar. Der dicke Boden ist wichtig, damit der Topf die aufgenommene Wärme lange speichert, was zum Beispiel für das Ausquellen von Getreidegerichten notwendig ist. Außerdem bleiben die Speisen im Topf länger warm. Es lohnt sich, auf Qualität zu achten, auch wenn es dann etwas teurer wird. Das macht nichts, denn gute Edelstahltöpfe halten ein Leben lang. Wenn Sie mehrere Töpfe kaufen, achten Sie darauf, dass sich sowohl die Töpfe als auch die Deckel gut stapeln lassen, damit sie im Schrank nicht zu viel Platz einnehmen. Apropos Deckel: Glasdeckel finde ich unpraktisch. Beim Kochen beschlagen die Deckel innen, so dass man sowieso nicht gut sehen kann, was im Topf vorgeht, dazu sind diese Deckel aber leider zerbrechlich. Und das, was bei mir in der Küche am häufigsten herunterfällt, sind Deckel.
Für das Kochen von Kraftsuppen sollten Sie sich einen sehr großen Topf mit 9 bis 10 Litern Inhalt anschaffen. Diese Größe braucht man, damit man ein ganzes Suppenhuhn inklusive Gemüse darin versenken kann und am Ende noch ausreichend Brühe übrig bleibt.
Eine weiteres sehr sinnvolles Kochgerät ist ein *Topf mit Dämpfeinsatz*. Er besteht aus zwei oder mehreren Töpfen, die man aufeinanderstapeln kann. Der oder die oberen haben einen Siebboden. Dieses Kochgerät ist hervorragend geeignet, um Gemüse schonend im Dampf zu garen. Aber auch Fisch lässt sich darin dämpfen, oder man kann ganze Speisen darin wieder aufwärmen.
Meine persönliche Meinung zum Thema *Pfannen* findet sicherlich viele Kritiker. Ich bevorzuge nämlich beschichtete Pfannen, da sie sehr leicht sind, alle Gerichte darin auch ohne viel Fett mühelos gelingen und sie einfach zu reinigen sind. Der einzige Nachteil ist, dass sie nicht ewig halten. Bei täglichem Gebrauch hält eine solche

Pfanne bei mir ein bis anderthalb Jahre, und ich benutze sie oft mehrmals am Tag. Da diese Pfannen aber nicht allzu teuer sind, ist es durchaus vertretbar, eine neue zu kaufen, sobald die Beschichtung rau wird und sich die ersten Kratzer zeigen.
Sehr gerne koche ich in *beschichteten Wok-Pfannen*. Durch den hohen Rand kann man prima darin rühren und schütteln, ohne dass etwas herausfällt. Zusätzlich ist eine *flache Pfanne* für Schnitzel, Bratlinge, Polentascheiben usw. sinnvoll. Wenn Sie den gleichen Durchmesser wählen wie bei der Wok-Pfanne, kommen Sie mit einem Deckel aus.

Weitere flotte Helfer

Zum Zerkleinern gekochter Speisen bietet sich entweder ein *Kartoffelstampfer* an oder – wenn man es noch feiner haben will – ein *Pürierstab*. Man braucht diese Helfer, um Gemüse- oder Kartoffelpüree herzustellen, für Cremesuppen, aber auch für Fruchtmus, Kräutercremes usw.
Zum Waschen und Rüsten von Gemüse und Salat brauchen Sie ein oder zwei *Siebe*. Auch hier ist Edelstahl empfehlenswert, weil es das langlebigste und pflegeleichteste Material ist. Zum Abseihen von Kraftsuppe, Fleisch oder Gemüsefonds ist ein ganz *feines Haarsieb aus Edelstahl* notwendig. Kunststoff ist für diesen Zweck völlig ungeeignet, weil sich das Material verformt und schmilzt, wenn Sie heiße, fette Suppe damit abseihen. Wichtig ist, dass dieses Sieb sehr feinmaschig ist, damit keine Reste von Gewürzen oder Kräutern in den Fond geraten. Das würde die Haltbarkeit deutlich verringern.
Zum Entfetten von Fleischbrühen und Soßen ist eine *Fett-Mager-Kanne* sehr hilfreich. Das ist eine 1-Liter-Kanne aus hitzebeständigem Glas oder Kunststoff, deren Ausguss ganz unten am Boden ansetzt. Da Fett leichter ist als Wasser, schwimmt der fette Teil der Brühe oben, und aus der Tülle unten kann man die heiße, magere Brühe abgießen.

Geschmack ist eine Sache der Qualität

In diesem Kapitel geht es speziell um die würzenden Zutaten wie Kräuter, Gewürze, Salz, Essig usw. Ohne diese Zutaten lassen sich kaum Geschmackssensationen erzielen. Klar – auch der feine Eigengeschmack guter Grundnahrungsmittel hat seinen Reiz, und er soll auch keinesfalls erdrückt oder überdeckt werden. Vielmehr geht es darum, mit all den würzenden Ingredienzien den Eigengeschmack der Speisen zu intensivieren, zu verfeinern und hervorzuheben. Ich verwende in meinen Rezepten keinerlei Würzmischungen oder Fertigprodukte, da diese oft künstliche Aromen, Geschmacksverstärker, Stabilisatoren, Konservierungsmittel und vieles mehr enthalten, was eher schädigend wirkt und für guten Geschmack auch völlig überflüssig ist. Was wir brauchen, sind hochwertige Zutaten, gute Gewürze und die richtige Zubereitungsart. Zum Beispiel wird eine Hühnersuppe erst dadurch wirklich großartig, wenn man sie viele Stunden köcheln lässt.
Gute Gewürze erkennt man am Duft. Dafür sind Anbaubedingungen, Klima, Bodenbeschaffenheit und Erntezeitpunkt entscheidend. Daher schmecken Thymian und Oregano aus dem Mittelmeergebiet viel intensiver als die heimischen Gegenstücke, die einfach nicht genug Sonne abbekommen. Und echter ungarischer Paprika ist viel mehr als ein rotes, scharfes Pulver.
Die nächsten Seiten geben Ihnen einen Überblick darüber, welche Gewürze und sonstigen Zutaten Sie brauchen, um die Rezepte in diesem Buch nachzukochen. Im Anhang finden Sie die Quellen, aus denen ich meine Zutaten beziehe.

Die Grundausstattung an Kräutern und Gewürzen

Allgemein wird zwischen *frischen Kräutern* und *haltbaren Gewürzen* unterschieden. Wie man im Einzelnen mit diesen würzenden Zutaten umgeht, wird im Folgenden beschrieben. Weiteren wichtigen

Zutaten wie *Salz, Zucker, Essig, Öl* und einigen *Exoten* habe ich anschließend jeweils eigene Kapitel zugedacht.

Die *Gewürze* teilt man in vier Gruppen ein: Die einen sollte man möglichst frisch gemahlen verwenden, die anderen werden in Pulverform benutzt. Dann gibt es noch eine Reihe von Gewürzen, die als Ganzes in die Töpfe wandert; und die vierte Gruppe sind die getrockneten Kräuter.

In der folgenden Tabelle sind alle Gewürze aufgeführt, die in den Rezepten dieses Buches verwendet werden. Das sind schon ein ganze Menge – aber es gibt natürlich noch viele weitere. Es ist zunächst nur eine Übersicht, was im Gewürzschrank – der eigentlichen Schatzkiste Ihrer Küche – vorhanden sein sollte.

Gewürze für die heimische Mühle

- Anis
- Bockshornkleesamen
- Fenchel
- Kardamom
- Koriander
- Kreuzkümmel
- Kümmel
- Pfeffer
- Senf

Gewürze in Pulverform

- Curcuma
- Curry
- Kakao
- Nelke
- Paprikapulver
- Vanille
- Zimt

Gewürze, die ganz verwendet werden

- Lorbeerblätter
- Nelken
- Rosa Pfeffer
- Sechuanpfeffer
- Sternanis
- Vanille
- Wacholderbeeren
- Zimt

Getrocknete Kräuter

- Bergbohnenkraut
- Kräuter der Provence
- Oregano
- Rosmarin
- Thymian

Als getrocknete Kräuter verwende ich nur diejenigen, die ihr Aroma auch im getrockneten Zustand noch voll entfalten. Basilikum, Dill, Petersilie, Schnittlauch usw. verwende ich nur frisch, denn getrocknet verlieren sie zu viel von ihrem feinen Duft, Aroma und Geschmack.

Die Gewürze sollten allgemein am besten in dunklen Schraubgläsern aufbewahrt werden, weil Luft und Licht ihnen schadet. Der Nachteil ist, dass man von außen nicht sieht, was sich im Glas befindet. Da helfen nur Etiketten – am besten gleich in der richtigen Elemente-Farbe oder mit einem farbigen Punkt gekennzeichnet, wie Sie im Kapitel »Das Kochen im Zyklus« noch sehen werden.

Neben Kräutern und Gewürzen brauchen Sie noch ein paar wenige Zutaten, die in meinen Rezepten immer wieder vorkommen:

Sie sollten 1 bis 2 *Zitronen* vorrätig haben, denn in fast allen Rezepten finden Sie einen Spritzer Zitronensaft zum Abrunden des Geschmacks und als einfachsten und besten Vertreter des Holz-Elements mit seinem sauren Geschmack. Auch die Zitronenschale wird oft verwendet, denn sie peppt viele Speisen auf und gibt ihnen ein spritziges und frisches Aroma. Zuerst benutzt man also die Schale und dann noch den Saft. Wenn die Zitrone angeschnitten oder die Schale abgerieben ist, lege ich sie mit der Schnittfläche nach oben in ein kleines Schüsselchen und stelle sie in den Kühlschrank. Man sollte nur die Schalen von kontrolliert biologisch angebauten Zitrusfrüchten verwenden, da sonst zu viele Schadstoffe enthalten sein können. 2 Zitronen pro Woche reichen völlig aus.

Pfeilwurzmehl wird bei vielen Rezepten zum Binden der Kochflüssigkeit verwendet. Ein Teelöffel davon, in etwas kaltem Wasser angerührt, genügt für ein Pfannengericht, um eine leichte, glasige Bindung der Soße zu bewirken. Unser Magen schätzt diese Konsistenz sehr, weil die Speisen dadurch für ihn bekömmlicher und leichter verdaulich werden.

Speisestärke aus Mais oder Kartoffeln benutze ich hauptsächlich, um Panade herzustellen (siehe Rezept Rosmarinhähnchen).

Gewürzmühlen, Mörser und Reiben

Um aus Gewürzkörnern und Samen das Aroma optimal herauszukitzeln, ist es notwendig, sie frisch zu mahlen. Das Aroma entsteht vor allem durch die ätherischen Öle. Und die sind nun mal leicht flüchtig. Das heißt, das Aroma des Pfeffers löst sich buchstäblich in Luft auf, wenn Sie ihn in Pulverform kaufen und längere Zeit aufheben. Was bleibt, ist nur noch die Schärfe.

Gewürze und Kräuter werden aber gerade wegen ihrer spezifischen ätherischen Öle verwendet – nicht nur, weil diese Wirkstoffe den Geschmack ausmachen, sondern auch, weil sie unsere Verdauung anregen und dafür sorgen, dass die Speisen optimal transformiert und ohne Blähungen verarbeitet werden. Um unsere Gerichte bekömmlich zu machen, bringen wir mit Gewürzen Schwung und Dynamik hinein. Gleichzeitig schätzen wir ihr Aroma, ihren Duft und den leckeren Geschmack.

Professionelles Würzen mit heimischen Mühlen

Das Problem mit den leicht flüchtigen Aromen lösen Sie, indem Sie die ganzen Pfefferkörner in eine Gewürzmühle geben und bei jedem Kochen frisch mahlen. Dazu drehen Sie zwei- bis dreimal an der Mühle.

Sie brauchen mindestens fünf Mühlen: für Bockshornklee, Kardamom, Koriander, Kümmel und Pfeffer. Auch wenn Ihnen das jetzt übertrieben erscheint, es kommt dem Geschmack und der Bekömmlichkeit Ihrer Speisen zugute. Achten Sie beim Kauf von Gewürzmühlen darauf, dass diese entweder ein Keramikmahlwerk haben oder ein Metallmahlwerk von Peugeot. Auch wenn der Preis etwas höher ist, lohnt sich diese Anschaffung sehr.

Das Rösten der Gewürze intensiviert Geschmack und Aroma

Ein weiterer Trick, um die Gewürze zu Höchstleistungen anzutreiben, ist das Rösten der Körner, bevor man sie in die Mühle füllt.

Dies hat den Vorteil, dass die Körner sich leichter mahlen lassen und sich ihr Aroma noch besser entfaltet. Kümmel zum Beispiel finden die meisten Leute eher langweilig. Rösten Sie diese Samen einmal, und geben Sie sie dann frisch aus der Mühle an Ihre Kartoffeln – ein Traum.

Messen Sie für das Rösten die Menge vom Gewürz ab, die in die vorgesehene Mühle passt, geben Sie es ohne Fett in eine Pfanne, und drehen Sie die Herdplatte auf die höchste Stufe. Die Pfanne muss immer wieder geschüttelt werden, oder Sie rühren um, denn die Gewürze dürfen nicht verbrennen. Sie hören, wenn es so weit ist: Die Gewürzkörner bzw. Samen beginnen nämlich zu knistern und in der Pfanne zu »hüpfen«, wenn sie genug Hitze abbekommen haben – sie wollen raus. Schütten Sie sie dann sofort auf einen Teller zum Abkühlen. In der heißen Pfanne würden sie sonst verbrennen. Nun können Sie gleich die nächste Gewürzsorte rösten. Wenn Sie hintereinander Koriander, Kümmel, Pfeffer und Bockshornklee geröstet haben, duftet es in Ihrer Küche wie in einem indischen Basar, und Sie werden Lust bekommen, etwas Leckeres zu kochen. Sobald die Gewürze auf dem Teller abgekühlt sind, kann man sie in die Mühlen füllen – am besten funktioniert das mit einem Trichter.

Bockshornklee muss sogar geröstet werden, sonst kann man ihn gar nicht mahlen. Aber bitte vorsichtig und nicht zu lange, sonst wird er sehr bitter. Die Körner dürfen nur ganz wenig Farbe bekommen.

Kardamom kauft man am sinnvollsten geschält. Dann kann man ihn direkt in die Mühle geben. Er braucht nicht geröstet zu werden.

Mörser und Reiben

Rosa Pfeffer und *Sechuanpfeffer* sind zu leicht für das Mahlen in der Mühle. Die »Körner« fallen nicht ins Mahlwerk, und entsprechend kommt aus der Mühle kaum etwas heraus. Hier ist es besser, einen Mörser zu verwenden, um sie zu zerstoßen.

Bitte auch bei diesen beiden Pfefferarten das Rösten nicht vergessen! Sechuanpfeffer ist höllisch scharf, gehen Sie vorsichtig damit um.

Rosa Pfeffer sollte auf keinen Fall zum Kochen verwendet werden. Er eignet sich sehr gut für Salate und als letzter Schliff beim Garnieren. *Muskat* sollte man ebenfalls erst ganz am Ende zum Abschmecken verwenden und nicht mehr mitkochen. Für Muskat gibt es spezielle Reiben aus Metall. Meist haben sie an einem Ende ein kleines Fach, in dem man die Muskatnuss verstauen kann.
Getrocknete Kräuter zerreibt man normalerweise zwischen den Fingern. Wenn man sie ganz fein haben möchte, kann man sie auch im Mörser fein mahlen und dann noch durch ein Sieb geben. So entfernt man alle störenden Stiele und Stängel. Für eine feine Gewürzbutter mit Thymian, Oregano, Rosmarin und etwas Tomatenmark mache ich das zum Beispiel auf diese Art.
Frischen Ingwer kann man entweder ganz fein hacken oder – wenn es noch feiner sein soll – auch reiben. Dafür gibt es Keramikreiben mit scharfen Spitzen.
Auf einer solchen Reibe kann man auch *Zwiebeln* reiben, wenn man für ein Rezept einmal nur den Geschmack haben, aber nicht auf rohe Zwiebeln beißen möchte.

Der Zestenreißer – ein praktischer Helfer

In meinen Rezepten verwende ich oft Zitronenschalen. Sie geben ein herrlich spritziges Aroma und machen viele Speisen leichter verdaulich. Das ist übrigens kein Wunder, denn in der chinesischen Medizin werden Zitronenschalen verwendet, um Qi zu bewegen und Stauungen aufzulösen.
Wie bekommt man nun die Schale am einfachsten von der Zitrone runter? Mit einer Reibe geht das zwar, aber dann hängt in der Regel der größte Teil der schönen Zitronenschale zwischen den Zähnchen oder Spitzen der Reibe und würzt nicht unser Essen. Mit dem Zestenreißer dagegen können Sie die Schale direkt abreiben bzw. abziehen und in den Topf fallen lassen. Falls Ihnen diese Fäden zu grob und lang sind, geben Sie sie auf ein Brett, um sie mit dem Messer noch feiner zu hacken.

Salz – nur unraffiniertes Meersalz bringt mehr als Geschmack

Einer meiner Lehrer, ein hoch geschätzter Dozent für chinesische Medizin, François Ramakers, hat in seinen Seminaren immer wieder betont, dass die wichtigste Zutat beim Kochen das richtige Salz ist. Wenn wir beispielsweise eine leckere und gleichzeitig gesunde Suppe kochen wollen, geben wir »alles« in den Topf, was die Evolution auf diesem Erdball hat entstehen lassen. Und das Wichtigste dabei ist: Wir fangen mit dem Ozean an, der alles Leben hervorgebracht hat, indem wir *unraffiniertes Meersalz* verwenden. Dann kommen noch ein paar Meeresalgen und ein paar Pflanzen, vielleicht ein Fisch und ein Stück Fleisch von einem Säugetier in den Topf, und es wird voraussichtlich wunderbar schmecken, weil es das Leben auf diesem Planeten widerspiegelt.

Wem eine solche Vorgehensweise zu philosophisch erscheint, der kann sich an wissenschaftlichen Fakten orientieren. Hier einige Informationen zum Thema Salz:

Unser Blut hat in seiner Zusammensetzung einen Mineralgehalt, der dem des Meerwassers entspricht. Neben Natriumchlorid gibt es da hauptsächlich Magnesiumchlorid, sowie Calciumsalze, Kalium-, Fluor-, Zink-, Kupfer- und viele andere Verbindungen. Alle diese Mineralien sind für unsere Gesundheit wichtig.

Kochsalz oder *Speisesalz* ist ein isoliertes, raffiniertes Produkt, das in seiner billigsten Form häufig aus der chemischen Industrie stammt und nur aus Natriumchlorid besteht.

Weil unraffiniertes Meersalz alle in unserem Blut vorkommenden Mineralien enthält – und das auch noch in der richtigen Zusammensetzung –, hat es einen recht großen Anteil von Magnesiumchlorid. Dieses sorgt dafür, dass das Salz immer feucht und klumpig ist und niemals freiwillig aus einem Salzstreuer herauskommen wird. Das Magnesiumchlorid hat nämlich die Eigenschaft, Wasser aus der Umgebung anzuziehen – es ist stark hygroskopisch. Reine Kristalle von Magnesiumchlorid lösen sich an der Luft sogar komplett auf, so viel Wasser können sie ihr entziehen. Wenn Ihr Salz klumpt, ärgern Sie sich daher nicht, sondern freuen Sie sich darüber, dass es so viel Magnesium enthält. Denn das Magnesium sorgt in unserem Körper unter anderem dafür, dass sich Muskeln entspannen und sich Verkrampfungen lösen können – mit anderen Worten: dass wir relaxen können.

Achten Sie beim Einkauf von Salz also darauf, dass Sie Meersalz kaufen – und das Wort »unraffiniert« muss daraufstehen. Es gibt auch Meersalz, das gewaschen und gereinigt wurde, wobei jedoch fast alle Mineralien verloren gehen und nur Natriumchlorid übrig bleibt. Das stammt dann zwar wenigstens aus einer natürlichen Quelle, ist aber überhaupt nicht vollwertig.

Ein ganz besonders feines Meersalz ist das *Fleur de Sel* – »die Blume des Salzes«. Es handelt sich dabei um große, aber zarte Salzkristalle, die nur unter ganz bestimmten Witterungsbedingungen an der Oberfläche der Salzpfannen entstehen. Sie werden mit der Hand abgeschöpft und in der Sonne getrocknet. Dieses Salz hat neben seinem salzigen Geschmack noch ein feines Meeresaroma. Man verwendet es nicht für Suppen, dafür wäre es zu schade. Die großen Köche benutzen es für Salate, zum Beizen von Fisch oder zum Garnieren. Bei mir zu Hause steht ein kleines Keramiktöpfchen mit einem winzigen Löffel auf dem Tisch, und zum Frühstück ein Ei mit diesem Salz ist für mich Luxus und Genuss pur.

Außerdem gibt es noch Steinsalz. Steinsalz ist sehr altes Meersalz, das vor vielen Millionen Jahren auskristallisiert ist und in so genannten Salzstöcken in bestimmten Regionen abgebaut wird. Wenn dieses *Steinsalz unraffiniert*, nur fein vermahlen in den Handel kommt, ist es dem unraffinierten Meersalz gleichzusetzen. Meist wird es wohl aber gewaschen und gereinigt. Die Mineralzusammensetzung kann je nach Abbaugebiet sehr unterschiedlich sein, so dass das Steinsalz teilweise fast nur aus reinem Natriumchlorid besteht.

Es ist meiner Meinung nach nicht notwendig, das sehr teure *Himalaya-Kristall-Salz* zu verwenden. Vieles, was selten und wertvoll ist, wird gerne gefälscht. Außerdem ist es aus ökologischer Sicht wenig sinnvoll, dieses Salz um die halbe Welt zu transportieren, wo wir bei uns gute Quellen für Meersalz quasi vor der Haustür haben.

Essig und Öl – das A und O nicht nur für leckere Salate

Als Öl zum Kochen wird in meinen Rezepten fast ausschließlich *Olivenöl* angegeben, denn es hat hervorragende Kocheigenschaften, und es ist reich an einfach ungesättigten Fettsäuren. Verwenden Sie bitte ausschließlich kaltgepresstes Olivenöl, das aus traditionell arbeitenden Ölmühlen stammt. Hier sorgt handwerkliche Kunst dafür, dass ein unverfälschtes, hochwertiges Naturprodukt entsteht. Die Qualität des Olivenöls können Sie riechen und schmecken. Gutes Olivenöl hat einen fruchtigen Geschmack und einen feinen Duft. All denen, die die Nase rümpfen, wenn sie Olivenöl hören, kann ich nur empfehlen, die Marke zu wechseln, denn hochwertiges Olivenöl hat diesen unangenehmen Geruch auf keinen Fall.
Oft wird behauptet, dass man kaltgepresste Öle nicht erhitzen darf. Speziell für Olivenöl trifft das nicht zu. Sie können mit Olivenöl ohne Probleme kochen und braten. Es ist lediglich für sehr hohe Temperaturen, die man beim Frittieren braucht, nicht geeignet. Man sollte Olivenöl also nicht so hoch erhitzen, dass es raucht, aber das ist sowieso bei keinem Öl gesund und bekömmlich.
Eine Ausnahme bildet das *Oliven-Tropföl*. Dieses kostbare Öl sollte tatsächlich nicht erhitzt werden, dazu ist es viel zu schade. Man verfeinert damit fertig gekochte Gemüse, Pasta, Salate usw. auf dem Teller – tropfenweise. Bei der Herstellung tropft dieses Öl aus den Oliven heraus, wenn sie in der Presse aufgeschichtet werden, allein durch den Druck ihres Eigengewichts, bevor die Stempel oft erst am nächsten Tag ihre Arbeit beginnen, um »normales« Olivenöl zu pressen.

Schauen Sie sich einmal in gut sortierten Feinkostgeschäften und Bioläden um, oder bestellen Sie den Katalog der Versandfirma Manufactum. Falls der Preis, der bei 10 bis 20 Euro für einen Liter liegen kann, Sie erschreckt, denken Sie an die Kosten beim Arzt, der hohe Cholesterinwerte, Arterienverkalkung und Herz-Kreislauf-Erkrankungen bei Ihnen behandeln muss, und daran, wie unangenehm Krankenhausaufenthalte und Operationen sind. Es ist nur schade, dass es gutes Olivenöl nicht auf Rezept gibt.

Neben dem Olivenöl zum Kochen, das Sie natürlich genauso auch für Salate verwenden können, gibt es eine Reihe interessanter Öle, die nur kalt verwendet werden sollen. Bei *Distelöl, Kürbiskernöl, Leinöl, Mohnöl, Traubenkernöl und Walnussöl* – um eine kleine Auswahl zu nennen – handelt es sich um Öle, die reich an mehrfach ungesättigten Fettsäuren sind. Diese zum Teil essenziellen Fettsäuren sind für unsere Gesundheit und Gehirnleistung von unschätzbarem Wert. Abgesehen von ihrem gesundheitlichen Nutzen schmecken diese Öle – jedes auf seine ganz eigene Art – einfach sehr lecker. Ein paar Tropfen Kürbiskernöl heben den nussigen Geschmack von Feldsalat oder Rucola auf angenehme Art hervor. Walnussöl ist eine Delikatesse, die Gemüsesalate zu etwas Besonderem macht. Etwas Leinöl und frisch gemahlener Kümmel sorgen selbst bei einfachen Pellkartoffeln für ein Geschmackserlebnis.

Der einzige Nachteil bei diesen Ölen ist, dass sie nicht lange haltbar sind und kühl lagern müssen. Durch die reichlich vorhandenen Doppelbindungen in den ungesättigten Fettsäuren werden sie schnell ranzig. Das erkennt man dann an einem mehr oder weniger ausgeprägten bitteren Geschmack. Es ist daher sinnvoll, nicht alle Sorten parallel zu verwenden, sondern immer nur ein oder zwei Öle gleichzeitig zu verwenden und sie zügig aufzubrauchen – was bei ihrem wunderbaren Geschmack nicht allzu schwierig sein sollte.

Essig entsteht durch Gärung aus Alkohol, Luft und Essigbakterien – auch ohne Zutun des Menschen. Man muss Alkohol einfach nur

lange genug offen stehen lassen, denn Essigbakterien können sich auch in der Luft befinden.
Es gibt zwei Qualitätskriterien bei der Beurteilung von Essig. Das erste ist der *Ausgangsstoff*, also die Art des Alkohols, der zu Essig vergoren wird. Das kann wasserverdünnter Spiritus sein – wie beim Branntweinessig – oder Wein oder Obstwein. Essigsäure lässt sich natürlich auch rein synthetisch herstellen.
Das zweite Qualitätskriterium ist die *Art der Vergärung*. Da die Essigsäurebakterien für ihre Arbeit, den Alkohol zu Essig zu vergären, Sauerstoff benötigen, geschieht das in einem Fass nur an der Oberfläche, nämlich dort, wo der Alkohol mit der Luft in Berührung kommt. Das dauert sehr lange. Bei der Schnellessigfabrikation wird Sauerstoff in die Tanks gepumpt oder der Alkohol über Holz verrieselt, was die Gärung enorm beschleunigt. Was in einem Holzfass vielleicht 3 Monate dauert, wird so in 24 Stunden erledigt. Aber wie bei vielen guten Dingen gilt auch beim Essig: Gut Ding will Weile haben.
Bei der ganz hohen Kunst der Essigbereitung wird dem Alkohol schon vor der Vergärung unvergorener Most oder Honig zugesetzt. Außerdem kommt es durch eine längere Lagerung in Holzfässern zu einer natürlichen Ausreifung des Produkts. Dies kann durch Zusätze von Gewürzen, Kräutern und Früchten zu ganz erstaunlichen Geschmacksnuancen führen. Da im Laufe der Lagerung Wasser verdunstet, wird der Essig immer dickflüssiger, aromatischer, milder und natürlich auch kostbarer, wie das zum Beispiel beim echten Aceto Balsamico der Fall ist, der 8, 10 oder gar 40 Jahre nacheinander in Fässern aus verschiedenen Hölzern lagert.
Traditionell und aufwändig hergestellter Essig hat nicht nur geschmackliche Vorzüge, sondern auch einen entscheidenden Gesundheitsvorteil. Das natürliche Produkt der langsamen Essigvergärung ist reich an lebendigen Enzymen, die wir für die Verdauung und damit zur Gesunderhaltung des gesamten Organismus sehr gut brauchen können. Entscheidend ist hierbei, dass diese Enzyme

nicht durch Erhitzen, wie das beim Pasteurisieren der Fall ist, zerstört werden. Es gibt sogar Essigsorten, die unter Zusatz von Heilpflanzen hergestellt werden und die man wie Medizin einnimmt, um die Verdauungsorgane zu stärken.
Sie finden solche hochwertigen, traditionell hergestellten Essige manchmal in guten Wein- oder Spirituosengeschäften, bei Feinkosthändlern, direkt beim Hersteller oder natürlich im Naturkosthandel. Seit ich vor einigen Jahren den Doktorenhof in der Pfalz kennengelernt habe – ein Weingut, das sich ganz auf die Herstellung edler Essige spezialisiert hat –, bin ich zu einem Essig-Fan geworden. Ich habe ständig mindestens 4 bis 5 Sorten im Gebrauch, und meine Salatdressings sind immer der Hit. Sogar als Aperitif biete ich so manchen Essig meinen Gästen an, die nach anfänglicher Scheu immer sehr erstaunt sind, wie lecker Essig schmecken kann.
Bei dem Balsamessig, der in vielen meiner Rezepte angegeben ist, handelt es sich um den »Vier-Räuber-Balsam« vom Doktorenhof. Er schmeckt mild-süßlich, aber auch ein bisschen herb-bitter – eine geniale Mischung für kräftige Salate.
Ich kann Ihnen auch im Falle von Essig nur empfehlen, über den Rand des Supermarktregals hinauszuschauen und sich diese Genusswelt zu erschließen.

Für die süßen Leidenschaften

Bis ins hohe Mittelalter hinein war in unseren Breiten Honig das einzige wirklich sehr süß schmeckende Nahrungsmittel, das als kostbares Handelsgut aber nur in geringen Mengen zur Verfügung stand. Und das war gut so. Heute ist Zucker ein vergleichsweise billiges Produkt, das in der Lebensmittelindustrie in riesigen Mengen verarbeitet wird. Die TCM sieht in der Überbetonung des süßen Geschmacks die Ursache vieler Beschwerden und Erkrankungen. Daher finden Sie in meinem Buch bei den Rezepten auch nur wenige ausgesprochen süße Gerichte. Allerdings wird der süße Geschmack zur Abrundung vieler Speisen verwendet.

Dabei empfehle ich gerne den *Vollrohrzucker* als Süßmittel. Er ist einfach leichter zu dosieren als Sirup, Malz und Honig. Vollwertig ist Vollrohrzucker, weil der aus Zuckerrohr gepresste Saft nur filtriert, geklärt, eingedickt und getrocknet wird. Durch die schonende Verarbeitung bleiben Mineralien wie Calcium und Kalium und auch einige Spurenelemente weitgehend erhalten. Ursüße, Sucanat, Rapadura oder Muscovado sind übliche Handelsnamen für dieses Produkt, das einen leicht karamellartigen Geschmack hat.

Honig ist ein Süßungsmittel, das man nicht erhitzen sollte. Man kann Honig zum Süßen von Obstsalat oder abgekühltem Kompott verwenden oder bei Tisch einen Löffel in einen süßen Getreidebrei rühren – backen und kochen sollte man aber nicht damit. Beim Honig gibt es eine Vielzahl von Gütebezeichnungen, die aber oft nur phantasievolle Worte sind. Einen guten Qualitätsstandard bieten Honige von Mitgliedern des Deutschen Imkerbundes, die man an ihrem breiten 500-g-Einheitsglas mit braunem Deckel und einem Bienenkorb auf dem grünen Etikett erkennt.

Obstdicksäfte sind konzentrierte, eingedickte Säfte – meist aus Äpfeln und Birnen – ohne Zuckerzusatz. Sie sind von goldroter Farbe, haben eine sirupartige Konsistenz und einen fruchtigen, leicht säuerlichen Geschmack.

Gerstenmalz und *Reismalz* liefern Süße aus Getreide. Dabei wird das Getreide zuerst eingeweicht und zum Keimen gebracht. Während des Keimens wird die Stärke im Getreidekorn durch Enzyme in Malzzucker umgewandelt, was den süßen Geschmack bewirkt. Anschließend wird das Getreide gedarrt, geschrotet und mit Wasser versetzt. Die dabei entstehende süße Würze wird zum Extrakt eingedickt. Reis- und Gerstenmalz haben einen intensiven, malzigen Eigengeschmack und eine milde Süßkraft.

Wirklich süß schmeckt *Zuckerrohrmelasse* nicht. Sie ist fast schwarz, zähflüssig und hat einen lakritzähnlichen Geschmack. Als

Süßmittel ist sie nicht geeignet, aber auf Grund ihres hohen Gehalts an Mineralien, speziell auch an Chrom – einem wichtigen Spurenelement –, ist Zuckerrohrmelasse ein interessantes Nahrungsmittel. Probieren Sie doch einmal 1 TL Zuckerrohrmelasse in heißem Wasser aufgelöst als Getränk am Nachmittag statt Kaffee und Kuchen.

Soja, Miso, Meeresalgen und andere Exoten

Sojasoße gehört zur asiatischen Küche wie Reis und Ingwer. Aber auch viele unserer heimischen Gerichte lassen sich mit dieser etwas salzigen Würzsoße verfeinern und abschmecken. Wie im Kapitel »Kochen mit Feuer – Kochen mit Wasser« dargestellt wurde, enthält unpasteurisierte Sojasoße reichlich Enzyme, die sie zusätzlich wertvoll machen. *Tamari* wird nur aus Sojabohnen hergestellt und hat einen wesentlich stärkeren Geschmack als *Shoyu*, das neben Sojabohnen auch Weizen enthält. Beim Einkauf ist es wichtig, auf Qualität zu achten. Im Naturkostladen kann man sicher sein, eine Sojasoße zu bekommen, die auf traditionelle Weise hergestellt wurde und deren Geschmack und Farbe während eines langen Reifungsprozesses entstanden sind und nicht durch Zusatz von Farb- und Aromastoffen. Beim Makrobiotikversand Wiebke Hohrenk in Hamburg gibt es viele verschiedene Sojasoßen aus traditioneller Herstellung – auch unpasteurisierte.

Miso ist eine milchsauer vergorene Paste aus Sojabohnen, Salz und gewöhnlich auch noch einer Getreideart. Es gibt zum Beispiel Gerstenmiso oder Reismiso. Ihr Geschmack ist fein aromatisch, und die angebotenen Farbschattierungen reichen von gelb über orange bis braun. Zur Herstellung von Miso werden die gekochten Zutaten mit einer bestimmten Schimmelkultur (Koji) versetzt und in Zedernholzfässern unter schweren Gewichten mindestens ein Jahr lang gereift. An den dabei ablaufenden komplexen Gärungsprozessen sind viele Arten von Mikroorganismen beteiligt. Traditionell hergestelltes, natürlich gereiftes Miso entwickelt einen würzigen Geschmack und kommt ohne Aromazusätze und Konservierungsmittel aus. Miso wird vor allem in Suppen verwendet.

Meeresalgen gehören bei uns nicht gerade zu den Standardzutaten der traditionellen Küche. Da Meeresalgen aber hervorragende Lieferanten für Calcium und andere Mineralien sind, sollten wir sie ruhig öfter verwenden. Man findet die Meeresalgen bei uns in getrockneter Form in gut sortierten Naturkostläden und in Asia-Läden. Da die Meeresalgen Schwermetalle anreichern, ziehe ich den Kauf im Naturkostladen vor, da die dort angebotene Ware stärker kontrolliert wird. Aber gerade die Fähigkeit, Schwermetalle zu binden, macht Meeresalgen als Nahrungsbestandteil interessant, denn auch Schwermetalle im menschlichen Körper werden auf diese Weise gebunden und ausgeschieden. Ich habe keine speziellen Rezepte mit Meeresalgen in diesem Buch beschrieben. Aber Sie können *Wakame* (Undaria pinnatifida), *Arame* (Eisenia bicyclis) und *Hijiki* (Hijika fusiforme) sehr gut verwenden, um sie in Kraftbrühen und Gemüsesuppen mitzukochen. Auch Hülsenfrüchte werden bekömmlicher, wenn man eine Hand voll Algen mitkocht.

Nori (Porphyra) ist eine spezielle Zubereitung von Seetang, die durch die japanischen Sushi-Bars weltweit sehr populär geworden ist. Nori wird weder gewaschen noch gekocht, denn meist wird es als Sushi-Nori schon in gebrauchsfertig gerösteten Platten angeboten. Man kann diese Platten in kleine Streifen geschnitten als Garnierung für Suppen, Salate und Nudelgerichte verwenden oder mit ihnen Reisrollen und Reisbälle einpacken. Nori ist sehr reich an Vitaminen, vor allem A und B12, aber auch Eisen und Calcium.

Umeboshi-Pflaumen sind botanisch gesehen eher Aprikosen. Sie werden in salziger Lake über ein Jahr lang eingelegt und sind in dieser Form besonders bei Magen- und Darmproblemen geeignet. Sie enthalten sehr viel Eisen sowie Calcium und Phosphor und wirken sehr stark entsäuernd. Ich verwende die Umeboshi hauptsächlich als Starter bei der Herstellung von Pickles (siehe Kapitel »Kochen mit Feuer – Kochen mit Wasser« in Teil 1).

Gomasio ist ein wunderbares Würzmittel, das aus geröstetem Sesam und Meersalz hergestellt wird. Am besten schmeckt es frisch zubereitet. Dazu röstet man 10 TL Sesam in einem Topf ohne Fett unter Rühren, bis die Sesamkörner anfangen zu knistern. Man gibt sie dann in einen Mörser, bestreut sie mit 1 TL Meersalz und zerstößt sie so lange, bis die Sesamkörner zumindest aufgebrochen sind. Wie fein man das Gomasio zerreibt, ist Geschmacks- oder vielmehr Geduldssache. Schon während des Zerstoßens entfaltet sich sein würziger Duft. Über Reis, Gemüse oder Suppen gestreut ist Gomasio eine leckere Würze, die vielen Speisen mit ganz wenig Salz zu hervorragendem Geschmack verhilft und dazu noch durch den hohen Calciumgehalt des Sesams ein wirksames Mittel zur Vorbeugung gegen Osteoporose darstellt. In einem Schraubglas kann man das Gomasio im Kühlschrank 1 bis 2 Wochen aufbewahren.

Einkauf und Vorratshaltung

Zum Einkaufen, besonders von frischen Produkten, braucht man Zeit – das ist klar. Mit ein wenig Planung und ein paar Tricks kann man aber mit nur einem Einkauf pro Woche gut über die Runden kommen und trotzdem jeden Tag leckere Speisen aus frischen Zutaten zubereiten.

Das Einkaufen von Lebensmitteln kann ja auch eine sehr sinnliche Erfahrung sein, die Spaß macht. Sie stimmen mir sicher zu, dass es viel inspirierender ist, über einen Markt zu schlendern, auf dem an verschiedenen Ständen Obst, Gemüse, Käse, Nudeln, Blumen usw. angeboten werden, als kurz vor Ladenschluss durch einen Supermarkt zu hetzen und in der Obst- und Gemüseabteilung nach nicht gar zu sehr mitgenommenen Stücken Ausschau zu halten. Suchen Sie lieber nach schönen, gut sortierten Biogeschäften, nach Märkten mit breitem Angebot, und kultivieren Sie den wöchentlichen Einkauf als einen Teil der Freizeitgestaltung. Daran kann man richtig Freude bekommen.

Allen, die mit ihrer Zeit sorgsam umgehen müssen, empfehle ich, einen gut geplanten *Wocheneinkauf für Frischwaren* und alle 4 bis 6 Wochen einen *Großeinkauf für die haltbaren Lebensmittel, Toilettenartikel usw.* durchzuführen.

Eine weitere sehr zeitsparende Einkaufsmethode ist das Nutzen eines *Lieferservices*.

Es gibt viele regionale Anbieter, die zur Vermarktung von Bioprodukten eine Hauslieferung anbieten. Man bestellt in Form eines Abos und bekommt jede Woche eine vielfältige Lieferung. Je nach Anbieter können Sie mehr oder weniger individuell bestellen, und es können auch andere Produkte wie Butter, Tofu, Brot, Eier usw. mitgeliefert werden.

Diese Art des »Einkaufens« hat außerdem noch folgende Vorteile:

- Man unterstützt regionale Betriebe, die häufig kontrolliert biologisch wirtschaften.
- Das Angebot ist saisongerecht und oft preislich durchaus interessant.
- Das Überlegen entfällt: »Was kaufe ich bloß für die nächste Woche ein?«
- Es gibt kein gewohnheitsmäßiges Auswählen, das dazu führt, dass man jede Woche zum Beispiel Zucchini und Paprika im Einkaufskorb nach Hause trägt.
- Beim Kochen wird immer wieder Kreativität gefordert, weil das verarbeitet werden muss, was in der Lieferung war.
- Diese Vielfalt ist für den Körper sehr gesund.
- Die Köchin hat gegenüber Kindern und Partner gute Argumente, wenn es nicht jeden Tag das Lieblingsgemüse gibt.
- Gerade bei größeren Familien spart frau sich das Schleppen von großen Einkäufen.

Erkundigen Sie sich in Ihrem Umfeld, oder gehen Sie im Internet auf die Suche. Geben Sie in eine Suchmaschine Begriffe ein wie »Gemüsekiste«, »Gemüseabo« oder »Gemüse Lieferservice« und schauen Sie, welche Angebote in Frage kommen.

Lange Haltbares, das man immer im Haus haben sollte

Neben der Frischware gibt es einiges, das man vorrätig haben sollte, um kreativ kochen zu können. Diese Nahrungsmittel sind lange haltbar und können für mindestens 1 bis 2 Monate auf Vorrat gekauft werden. Es ist allerdings sinnvoll, alle diese Vorräte direkt nach dem Einkauf in gut verschließbaren Gefäßen wie Schraubgläsern, Vorratsboxen aus Kunststoff oder Ähnlichem zu verstauen, damit Nahrungsschädlinge keine Chance haben.

- **Hirse, Reis, Bulgur, Couscous, Dinkelgrieß usw.**

Den thailändischen Duftreis, den ich gerne verwende, kaufe ich im 5-kg-Sack im Chinaladen und bewahre ihn in einem großen, dicht verschlossenen Behälter im Keller auf. Grünkern lassen Sie sich im Bioladen zu Mehl mahlen, wenn Sie keine eigene Getreidemühle besitzen. Das gilt natürlich auch für andere Getreidesorten, von denen Sie Mehl brauchen. Dieses Vollkornmehl sollten Sie innerhalb von vier Wochen verbrauchen, da es auf Grund seiner großen Oberfläche schnell ranzig werden kann. Mehl und Getreide sollten in luftdichten Boxen oder Schraubgläsern aufbewahrt werden.

- **Nudeln**

Versuchen Sie, möglichst Vollkornnudeln statt solchen aus Weißmehl zu verwenden. Es gibt mittlerweile ein breites Angebot an Sorten und Formen. Sehr lecker und als Suppeneinlage besonders geeignet sind japanische Buchweizennudeln aus dem Chinaladen. Das sind etwa 20 cm lange, ganz dünne Nudeln, die mit einem Bändchen zu kleinen Bündeln verpackt in Schachteln verkauft werden.

■ Hülsenfrüchte: rote Linsen, Belugalinsen, Kichererbsen, Adukibohnen, dicke weiße Bohnen

Hülsenfrüchte sind ideal zum Lagern. Außer den roten Linsen und den Belugalinsen müssen sie alle vor dem Kochen eingeweicht werden. Am besten über Nacht oder 24 Stunden in kaltem Wasser in einer großen, abgedeckten Schüssel stehen lassen. Bei warmem Wetter ist es sinnvoll, das Einweichwasser zwischendurch einmal zu wechseln.

■ Räuchertofu, Vegihack, Soja-Fein, Sojaflocken

Räuchertofu, Vegihack und andere feuchte Sojazubereitungen müssen zwar im Kühlschrank aufbewahrt werden, sind aber in der Regel einige Wochen haltbar. Soja-Fein bzw. Sojaflocken sind dagegen Trockenprodukte, die bei Bedarf mit Gewürzen 30 Minuten in Wasser eingeweicht und dann gebraten oder anders zubereitet werden können.

■ Nüsse, Sonnenblumenkerne, Kürbiskerne, Sesam, Mandelmus, Tahin (Sesammus) usw.

Nüsse und Kerne sollten spätestens 2 bis 3 Monate nach Öffnen der Packung aufgebraucht sein, denn sie können wegen ihres hohen Fettgehalts ranzig werden. Es gibt neben Mandelmus und Tahin von fast allen Nusssorten Mus. Und sogar von Sonnenblumenkernen und Kürbiskernen (Firma: Eisblümerl). Letzteres ist wunderbar für Salatdressings zu verwenden. Öffnen Sie immer nur 1 bis 2 Sorten gleichzeitig, denn die Gläser sollten nach dem Öffnen im Kühlschrank aufbewahrt und bald verbraucht werden.

Mandeln, Walnüsse, Haselnüsse, Cashewkerne und Erdnüsse schmecken besonders gut, wenn man sie röstet. Das geht am einfachsten auf einem Blech im Backofen. Bei 100 bis 120° C für 15 bis 20 Minuten. Bitte stellen Sie einen Wecker, damit Sie die Nüsse nicht vergessen und sie nicht schwarz werden.

■ **Trockenfrüchte**

Rosinen, Aprikosen, Pflaumen und Co. sollten Sie getrennt in gut verschließbaren Gläsern oder Kunststoffdosen aufbewahren. Nahrungsschädlinge schätzen die Süße ebenso wie Kinder und erwachsene Naschkatzen.

■ **Gewürze und getrocknete Kräuter**

Bei Gewürzen kommt es einzig auf Aroma und Frische an, was einen hohen Wirkstoffgehalt garantiert. Für meine Gewürze habe ich ganz unterschiedliche Quellen. Bestelladressen finden Sie im Anhang. In fast jeder größeren Stadt gibt es ein Geschäft, das sich auf Gewürze spezialisiert hat – dort sind Sie richtig. Allein die Düfte in einem solchen Laden sind einen Besuch wert.

■ **Zwiebeln, frischer Ingwer, Kartoffeln**

Von diesen Zutaten sollte immer ein kleiner Vorrat im Haus sein. Zwiebeln können in einem Körbchen an der Wand in der Küche 2 bis 3 Wochen lagern. Kartoffeln halten in einem Korb in der Küche ebenfalls 2 bis 3 Wochen, falls es nicht zu warm ist, sonst bringen Sie sie eher in den Keller. Ingwerknollen sollten beim Kauf möglichst prall, und die Haut sollte glänzend sein. Offen im Kühlschrank ohne Verpackung werden die Knollen zwar allmählich trockener, halten aber 2 bis 3 Wochen gut durch. Das Einpacken in Dosen, Tüten oder Gläser mögen sie nicht, da werden sie schnell schimmelig.
Diese Vorräte sollten Sie beim Einkauf der Frischwaren alle 2 bis 3 Wochen ergänzen.

Frische Zutaten

Damit Sie mit einem Einkauf pro Woche für Gemüse, Obst, Salat, Eier, Butter, Fleisch usw. auskommen, ist eine geschickte Planung und Vorratshaltung nötig.

Außerdem braucht man einen großen Kühlschrank, so dass der Einkauf an Gemüse und Obst bequem darin gelagert werden kann. Sinnvoll ist eine geräumige Frischhaltezone für Gemüse. Oder Sie stellen einen zweiten Kühlschrank statt der Gefriertruhe in den Keller.

Um *Gemüse* und *Salat* über einige Tage fit zu halten, sind Frischeboxen sehr günstig: Das sind Behälter aus Kunststoff mit einem Siebboden und fest schließendem Deckel. Das Grünzeug hält sich darin sehr lange frisch und knackig, weil die dem Gemüse eigene Feuchtigkeit durch den Deckel nicht verloren geht. Der Siebboden lässt das Kondenswasser abtropfen, so dass das Gemüse nicht matschig oder schimmelig wird. Ich selbst habe solche Boxen von Tupperware und bin sehr zufrieden damit. Zum Beispiel halten sich Paprika, Zucchini, Auberginen, Spargel darin 5 bis 6 Tage ohne Probleme. Geputzten und gewaschenen Blattsalat kann man in solchen Behältern oder der Salatschleuder mit Deckel 2 bis 4 Tage frisch und knackig halten.

Zum Aufbewahren von *Fleisch* und *Wurstwaren* hat sich das Einschweißen in Folie bewährt. Dazu benötigen Sie ein Gerät zum Vakuumverschweißen. Die Haltbarkeit von Fleisch kann man so um 2 bis 4 Tage verlängern. Eine Ausnahme ist hier allerdings *Hackfleisch*, das möglichst am Einkaufstag oder spätestens am nächsten Tag verbraucht werden sollte.

Eine traditionelle Art zur längeren Aufbewahrung von Fleisch ist das Marinieren mit Gewürzen und Öl.

Man kann die beiden Methoden sehr gut kombinieren. Hühnerfilet kann man zum Beispiel mit Pfeffer, Sojasoße, Paprikapulver, Curry und etwas Olivenöl einlegen und dann einschweißen, wodurch es 2 bis 3 Tage länger haltbar ist. Oft wird Fleisch auch schon eingeschweißt angeboten, oder der Metzger hat ein solches Gerät und kann einen Teil Ihres Einkaufs so versorgen.

Hier ein praktisches Beispiel für einen Wocheneinkauf am Samstag für zwei Personen:

1 Eichblattsalat 1 Radicchio 1 Bd. Rucola	putzen, waschen → Frischebox → Kühlschrank
1 Bd. Frühlingszwiebeln	in Plastiktüte geben (wird spätestens am nächsten Tag aufgebraucht) → Kühlschrank
500 g Mangold 250 g Champignons	wird sofort verbraucht
200 g Austernpilze	in der Papiertüte lassen (wird am nächsten Tag verbraucht) → Kühlschrank
500 g Karotten 2 Fenchel 500 g grüne Bohnen 1 Aubergine 2–3 Stangen Lauch	Frischebox, Kühlschrank
1 Weißkohl 1 Chinakohl 250 g Pflaumen	Gemüsefach des Kühlschranks
1 kleiner Hokaidokürbis 3 Kartoffeln (ca. 300 g)	in einem Korb in Küche oder Keller lagern
5 Tomaten 4–5 Äpfel	in der Küche offen liegen lassen
400 g Fischfilet	wird gleich verbraucht
100 g Rinderhack	(wird am nächsten Tag verbraucht) → Kühlschrank
1 Schweineschnitzel 1 Rumpsteak	im Laden oder zu Hause einschweißen → Kühlschrank
1 Hühnerfilet	marinieren und einschweißen (oder eingeschweißt gekauft) → Kühlschrank
Räuchertofu (200 g) Vegihack (200 g)	fertig abgepackt (hält sich im Kühlschrank wochenlang)
250 g Butter 1 kleines Glas Sauerrahm	(wird in 1 bis 2 Wochen aufgebraucht) → Kühlschrank

Folgende Gerichte könnten Sie daraus zubereiten:

Samstag	Fisch auf Gemüsebett (Mangold, Karottenstifte, Champignons, Frühlingszwiebeln), Blattsalat
Sonntag	Chinakohl-Hackfleisch-Pfanne, Pflaumenkompott abends: gebratener Thai-Reis mit Austernpilzen, Blattsalat
Montag	Sommerlicher Bohneneintopf mit feinen Streifen Schweinefleisch, Blattsalat
Dienstag	Gemüsepfanne aus Karotten und Fenchel, mariniertes Hühnerfilet
Mittwoch	Rindergeschnetzeltes mit Lauch und Kürbispüree
Donnerstag	Aubergine, Tomaten, Vegihack und Vollkornnudeln
Freitag	Weißkrautpfanne mit Räuchertofu und Kartoffeln

Selbst gemachte Vorräte

Es gibt eine ganze Reihe von leckeren Sachen, die man hervorragend selbst zubereiten kann, um sich ein paar Vorräte anzulegen. Früher war es üblich, im Sommer, wenn die Früchte und Gemüse reif und im Überfluss vorhanden waren, Marmelade und Kompott zu kochen. Oder auch Gemüse einzusalzen, um auch im Winter etwas Pflanzliches außer Kartoffeln zu essen zu haben. Weltweiter Handel und prall gefüllte Supermarktregale während des ganzen Jahres lassen diese alte Tradition leider immer mehr in Vergessenheit geraten. Von der Firma WECK wurde vor über 100 Jahren das Einkochen von Obst, Gemüse und Fleisch in Gläsern erfunden. Die dazu notwendigen Gläser und Utensilien werden bis heute von dieser Firma und natürlich auch von anderen hergestellt und verkauft. Das sind die Gläser mit Deckel und Gummiring – erinnern Sie sich?
Bei diesem Verfahren wird der Inhalt der Gläser durch Erhitzen haltbar gemacht. Im Gegensatz zur Marmeladeherstellung wird kein Zucker benötigt, um den Inhalt zu konservieren.
Die Methode des Einkochens ist ganz ausgezeichnet geeignet, um

Obst für den Winter zu bevorraten. Das rohe, reife Obst kommt ins Glas, Deckel mit Gummiring drauf, für etwa 30 Minuten bei 80° C einkochen, und schon haben Sie eine jahrelang haltbare Obstkonserve. Wenn Sie das Glas öffnen, haben Sie ein fertiges aromareiches Kompott. Ohne Zucker oder sonstige Zusatzstoffe.
Kirschen, Pflaumen, Pfirsiche und vieles mehr können so im Winter bei Gelüsten nach Süßem als gesunde Alternative anstelle von Süßigkeiten gegessen werden. Auch Kinder mögen diese Obstkonserven sehr gerne. Da es mittlerweile auch sehr kleine Gläser im Handel gibt, können Sie für Ihre Kleinen »Fruchtzwerge« herstellen, die diesen Namen wirklich verdienen. Die 200-ml-Gläser haben genau die richtige Größe für die Kleinen.
Wenn Sie über das Einwecken mehr wissen wollen, bestellen Sie sich das WECK-Einkochbuch. Sie finden dort alles Wissenswerte zu dieser Methode und viele Rezepte. Den Zucker beim Obst lassen Sie am besten weg und das Wasser möglichst auch. Sie haben dann Frucht pur im eigenen Saft im Glas.
Eine weitere Methode der Konservierung ist wie gesagt das Einsalzen. Ich habe hier zwei Rezepte, die Sie auf jeden Fall einmal ausprobieren sollten: Kräutersalz und Suppenwürze.

Kräutersalz

Zutaten:
2 Bd. Petersilie [H], 1 Bd. Basilikum [F], etwas Estragon [E], 1 Bd. Dill [M], 2 Bd. Schnittlauch [M], Salz [W]

Vorbereitung:
Alle Kräuter: verlesen, Stiele etwas kürzen, gut waschen, trocken schleudern und danach auf Handtüchern ausbreiten zum weiteren Abtrocknen; bevor die Kräuter zerkleinert werden, sollten sie so weit abgetrocknet sein, dass ihnen kein Wasser mehr anhaftet.

Zubereitung:

- Alle Kräuter durch den Fleischwolf drehen, so dass eine grüne Paste entsteht,
- gut vermischen,
- das Kräutergemisch genau wiegen,
- das ermittelte Gewicht durch 6 teilen und diese Menge an Meersalz zugeben,
- das Salz-Kräuter-Gemisch gut durchrühren, in kleine Schraubgläser füllen und im Kühlschrank aufbewahren.

Da das Kräutersalz recht salzig ist, nimmt man es statt Salz, um Gemüse, Soßen, Suppen oder Salatdressing zu würzen:

- Für Ihre Salatsoße nehmen Sie statt eines TL Salz 1 bis 2 TL Kräutersalz, dazu Balsamico-Essig, Olivenöl und Pfeffer.
- Schmale Streifen Fischfilet: mit Zitrone beträufeln, pfeffern und mit dem Kräutersalz bestreichen, aufrollen und im Dampf oder auf einem Gemüsebett garen.
- Wenn Sie eine Kartoffelsuppe ohne Salz kochen, können Sie zum Abschmecken reichlich Kräutersalz verwenden und erhalten so eine feine Kräutersuppe, die mit ein paar Streifen Räucherlachs zur echten Delikatesse wird.
- Kräuterbutter: 125 g Butter aus dem Kühlschrank nehmen und weich werden lassen, mit dem Rührgerät aufschlagen, mit 2 TL Kräutersalz, etwas Pfeffer, Koriander und Bockshornklee würzen.
- Gemüse: mit ganz wenig Wasser dünsten, vor dem Servieren 1 bis 2 EL Butter, etwas Muskat und 1 bis 2 TL Kräutersalz untermischen.

Es lohnt sich, im Sommer, wenn die Kräuter preiswert auf dem Markt angeboten werden oder der eigene Garten mehr produziert, als man im Moment verwenden kann, »zuzuschlagen« und Vorräte zu produzieren.

Tipps:

■ Verwenden Sie zum Zerkleinern der Kräuter bitte einen richtigen Fleischwolf. Ein Mixer oder andere Geräte zum Zerkleinern liefern kein optimales Ergebnis. Falls Sie selbst keinen Fleischwolf besitzen, fragen Sie doch mal in der Familie, im Freundeskreis oder der Nachbarschaft nach.

■ So ein Gläschen Kräutersalz mit einem schönen Etikett und Ihrem Lieblingsrezept ist ein originelles Mitbringsel.

■ Das Kräutersalz hält sich monatelang. So haben Sie auch im Winter den Duft und das Aroma frischer Kräuter zur Verfügung.

Suppenwürze

Zutaten:

500 g vollreife Tomaten H, 1 Bd. Thymian F, 1 Bd. Oregano F, 500 g Karotten E, 500 g Sellerieknolle E, 2 Stangen Lauch M, 2 Zwiebeln M, Salz W

Vorbereitung:

Alle Zutaten: waschen, putzen

Karotten, Sellerie und Zwiebeln: schälen, alles in kleine Würfel und Stücke schneiden

Kräuter: waschen und von den Stielen zupfen

Alle Zutaten: auf Handtüchern auslegen und etwas abtrocknen lassen, damit kein Wasser mehr anhaftet

Zubereitung:

- Alle Zutaten durch den Fleischwolf drehen. Das ist bei dem harten Gemüse etwas mühsam, aber es lohnt sich!
- Das Gemüsegemisch genau wiegen,
- das ermittelte Gewicht durch 6 teilen und diese Menge an Meersalz zugeben,

- das Salz-Gemüse-Gemisch gut durchrühren, in Schraubgläser füllen und im Kühlschrank aufbewahren.

Tipps:

- Die Suppenwürze hält sich im Kühlschrank monatelang. So haben Sie immer eine gute Würzbasis für Suppen, Gemüse und andere Gerichte.
- Da die Suppenwürze recht salzig ist, verwendet man sie statt Salz.
- Diese Suppenwürze ersetzt alle Maggi- und Brühwürfel.

Die 10-Minuten-Suppe mit Suppenwürze:

F In einem heißen Topf
E 1 EL Olivenöl erwärmen,
M 1 TL fein gehackten frischen Ingwer zugeben,
W 1 EL Suppenwürze anschwitzen,
H 3–4 EL feine Suppennudeln
F mit ½ l heißem Wasser ablöschen und 5–10 Minuten köcheln lassen, bis die Nudeln weich sind,
E ein verquirltes Ei einrühren,

abschmecken mit:

M Muskat,
W Sojasoße,
H mit etwas Petersilie bestreut servieren.

So haben Sie in wenigen Minuten eine kleine Mahlzeit gezaubert, die viel besser schmeckt als jede Tütensuppe – und Sie wissen genau, was drin schwimmt.

Das Kochen im Zyklus – ein natürlicher Geschmacksverstärker

Beim »Kochen im Zyklus« – was lockerer auch als »Kochen im Kreis herum« bezeichnet wird – werden die Zutaten und Gewürze einer Speise nicht einfach zufällig zusammengegeben, sondern die Reihenfolge, in der sie in den Topf wandern, wird durch den so genannten »Fütterungszyklus der Fünf Elemente« bestimmt.
Bevor Sie mich jetzt für verrückt erklären, das Buch zuklappen und nie wieder anrühren, lesen Sie bitte erst noch einige Absätze weiter. Ich werde Ihnen das ganz genau erklären:

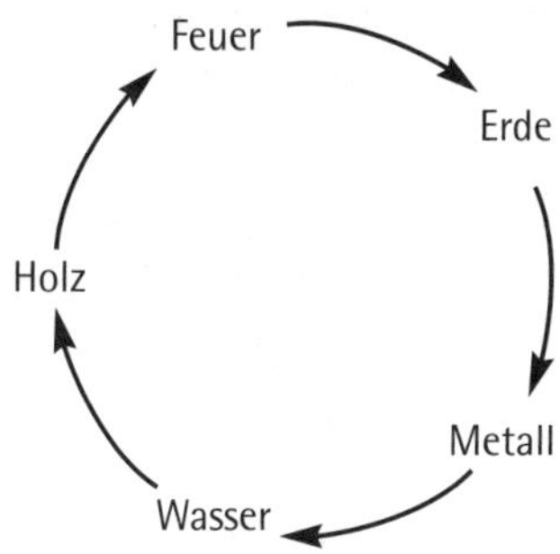

Die Fünf Elemente – Holz, Feuer, Erde, Metall und Wasser – stehen in einem ganz bestimmten Verhältnis zueinander. Der Fütterungszyklus ist ein Beispiel dafür. Seine gestaltende Kraft lässt sich auch in der Natur gut beobachten:
Der Frühling entspricht dem *Holz-Element* und ist gekennzeichnet durch explosives Wachstum von Bäumen, Sträuchern und Pflanzen, das Ergrünen der Natur. Zum Frühling gehören die Farbe Grün und der saure Geschmack.
Der *Sommer* entspricht dem *Feuer-Element* und ist gekennzeichnet durch Blüten- und Farbenpracht, viel Licht und Wärme. Zum Feuer gehören die Farbe Rot und der bittere Geschmack.

Der *Spätsommer* oder die Erntezeit entspricht dem *Erde-Element* und ist gekennzeichnet durch süße, reife Früchte, goldene Getreidefelder und eine Fülle von Feldfrüchten. Zur Erde gehören die Farbe Gelb und der süße Geschmack.

Der *Herbst* entspricht dem *Metall-Element* und ist gekennzeichnet durch ein Vertrocknen der oberirdischen Teile von Stauden, das Verfärben, Trockenwerden und schließlich Abfallen der Blätter. Zum Metall gehören die Farbe Weiß und der scharfe Geschmack.

Der *Winter* entspricht dem *Wasser-Element* und ist gekennzeichnet durch Kälte, Sichverbergen der Natur und das Ruhen der Samen in der Erde. Zum Wasser gehören die Farben Blau und Schwarz und der salzige Geschmack.

Dieser natürliche Ablauf der Jahreszeiten wiederholt sich in genau der Reihenfolge, die man Fütterungszyklus oder auch Hervorbringungszyklus nennt. Denn jede Jahreszeit ist mit ihrer Energie und Dynamik dafür mitverantwortlich, dass die nächste ihre Aufgaben erfüllen kann. Im Herbst müssen die Blätter welken, trocknen und abfallen, um die Bäume und Sträucher vor der Kälte und Schneelast des Winters zu schützen. Das Ruhen der Samen im Winter ist die Voraussetzung für die Kraft des Keimens und Wachsens im Frühling. Aus den starken Trieben des Frühlings können sich die Blüten des Sommers entwickeln, die im Spätsommer zu Früchten, Nüssen, Samen und Rüben heranwachsen.

In der Symbolik der Elemente gesprochen: Holz lässt das Feuer brennen; die Asche des Feuers düngt die Erde; aus der Erde können Metalle geschürft werden; Metalle und Mineralien machen das Wasser lebendig; Wasser lässt Pflanzen und Bäume wachsen.

Unsere Nahrungsmittel können auf Grund ihres Geschmacks, ihrer Farbe und ihrer Wirkung auf unseren Körper jeweils einem der Fünf Elemente zugeordnet werden. So bietet sich uns die Möglichkeit, beim Kochen diese natürliche Reihenfolge des Fütterungszyklus zu beachten und den Speisen den richtigen Dreh zu verleihen.

Gerade beim Würzen und Abschmecken der Speisen zeigt sich der besondere Vorteil des Kochens im Zyklus. Wenn ein Gericht zwar eigentlich fertig ist, aber noch keinen richtigen Geschmack hat, dann gibt man nicht einfach mehr Salz oder Pfeffer dazu, denn das ändert am Geschmack nicht wirklich etwas, außer dass die Speise schärfer wird. Beim Abschmecken »im Kreis herum« geht man noch einmal durch alle Elemente und gibt von jedem Geschmack etwas zu. Oft ist es gerade ein Spritzer Zitronensaft, der Frische bringt; ein Hauch Thymian, der würzig macht; eine Prise Vollrohrzucker, die das Aroma abrundet – wenn das Gericht schon scharf und salzig genug ist.

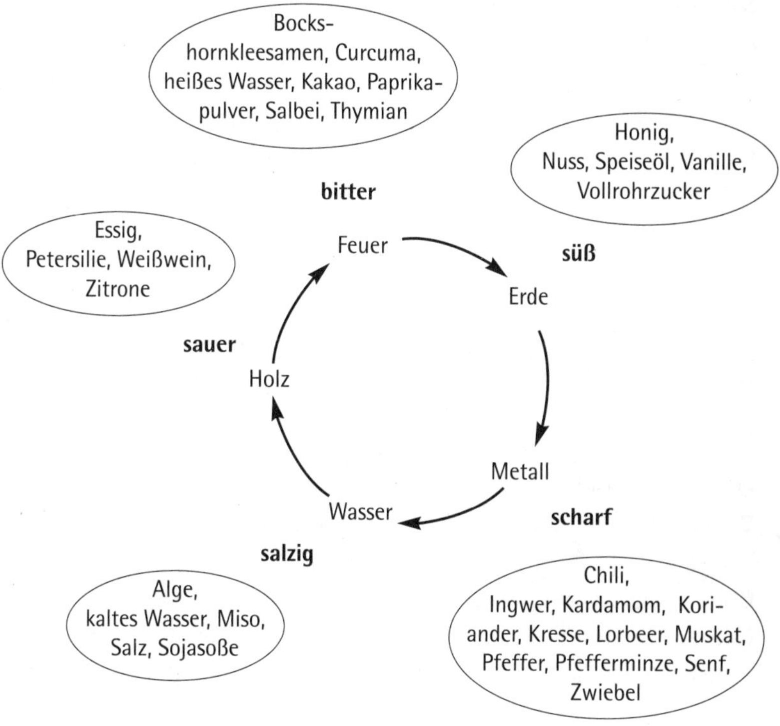

Wenn man darauf achtet, dass beim Zubereiten und Abschmecken eines Gerichts alle Fünf Geschmäcker vorkommen, wirkt dies wie ein natürlicher Geschmacksverstärker. Das Aroma entfaltet sich besser, der Geschmack wird rund und harmonisch. Und das ganz ohne Glutamat. In Dr. Hans-Ullrich Grimms Buch »Die Ernährungslüge« können Sie nachlesen, wie schädlich Glutamat sich auf die Gesundheit auswirken kann. Mit dem Kochen im Zyklus haben Sie ein einfaches Mittel, gesundes Essen wirklich schmackhaft zu machen – ohne künstliche Zusatzstoffe.

Alle Rezepte im Buch sind nach diesem Prinzip gestaltet und die Zutaten entsprechend aufgelistet.

H	Holz	sauer
F	Feuer	bitter
E	Erde	süß
M	Metall	scharf
W	Wasser	salzig

Wenn Sie bei der Reihenfolge einmal durcheinanderkommen, ist das nicht so schlimm. Wichtig ist, dass wirklich jeder Geschmack in einem Gericht vorhanden ist. Auch hier gilt das alte Sprichwort »Übung macht den Meister«.

Um sich die Zuordnung der Gewürze zu den einzelnen Elementen leichter merken zu können, ist es hilfreich, die Gewürzmühlen und Gläser mit farbigen Punkten zu bekleben. Im Schreibwarenladen gibt es selbstklebende Punkte in den fünf Farben (Grün, Rot, Gelb, Weiß, Blau) – genau das, was wir brauchen.

Grün Essig, frische Petersilie, Weißwein, Zitrone

(Sie sollen natürlich auf Zitronen und Petersilie keine grünen Punkte kleben, ich erwähne sie hier nur der Vollständigkeit halber.)

Rot Bockshornkleesamen, Curcuma, Essig, frische Petersilie, Kräuter der Provence, Paprika edelsüß, Rosmarin, Thymian, Wacholderbeeren

Gelb Honig, Mandelsplitter, Sesam, Vollrohrzucker

Weiß Chili, Kardamom, Koriander, Kümmel, Lorbeer, Nelke, Pfeffer, Senf

Blau Fischsoße, Meeresalgen, Miso, Salz, Sojasoße

Und nun ran an den Kochlöffel!

Wenn Sie mit dem Lesen bis hierher gekommen sind, haben Sie das theoretische Rüstzeug, um jetzt auch praktisch den »Fünf-Elemente-Kochlöffel« zu schwingen. Warten Sie mit dem Anfangen nicht, bis Sie auch die letzte gewünschte Gewürzmühle erstanden oder Ihre Meeresalgensammlung vervollständigt haben, sondern beginnen Sie gleich heute oder morgen. Ersetzen Sie die eventuell noch fehlenden Zutaten einfallsreich durch andere.

Den Kochprofis unter Ihnen wünsche ich nun viel Freude und Genuss beim Ausprobieren von neuen, leckeren Gerichten. Ich bin sicher, dass gerade auch das Kochen im Zyklus der Fünf Elemente Ihre Fähigkeiten am Herd bereichern und zur weiteren Vervollkommnung Ihrer Kochkunst beitragen wird.

Wenn Sie sich eher zu den weniger geübten Küchenfeen und Kochtopfzauberern zählen, möchte ich Ihnen vor allem Mut machen. Probieren Sie das eine oder andere Rezept einfach aus, und Sie werden sehen: Es ist ganz leicht, »im Kreis herum« zu kochen. Und keine Sorge: Es wird Ihnen dabei garantiert nicht schwindelig – nur das Essen bekommt den richtigen Schwung, wenn Sie den Dreh erst mal heraushaben. Und das geht erfahrungsgemäß sehr schnell.

Zögern Sie also nicht länger, denn lecker zu kochen macht Freude und tut gut – nicht nur Ihrem Magen, sondern auch Ihrer Seele.

Teil 3

Rezepte

Erläuterungen zu den Rezepten

Die Symbole H F E M W
stehen für die Fünf Elemente Holz, Feuer, Erde, Metall und Wasser.

Abkürzungen

Bd.	Bund; bezieht sich auf die im Handel üblichen Gebinde für Kräuter
g, kg	Gramm, Kilogramm
l	Liter
Msp.	Messerspitze
TL, EL	Teelöffel, Esslöffel

Bei den folgenden **Gewürzen** gehe ich davon aus, dass sie frisch gemahlen aus Ihrer Gewürzmühle kommen:

- Bockshornkleesamen
- Kardamom
- Koriander
- Kümmel
- Pfeffer
- Senf

Steht bei einem dieser Gewürze keine Mengenangabe, dann gilt, dass Sie zwei- bis dreimal an der Mühle drehen sollten. Wenn zum Beispiel 1 TL Koriander angegeben ist, dann drehen Sie an der Mühle, bis Sie etwa die Menge eines Teelöffels haben.
Auch beim **Salz** werden häufig keine exakten Angaben gemacht, weil verschiedene Salzarten unterschiedlich stark würzen. Fangen Sie mit einer kleinen Menge an, und probieren Sie, ob es reicht, dann können Sie nach Bedarf noch etwas zugeben.

Bei Ingwer ist immer **frischer Ingwer** gemeint. Man schneidet ein Stück von der Knolle ab, schält es und schneidet es dann wie angegeben klein. 1 EL Ingwer bedeutet, dass am Ende die Menge des klein gehackten Ingwers der eines Esslöffels entsprechen soll.
Die Hauptzutaten sind in den Rezepten mit **Mengenangaben** versehen. Bitte verstehen Sie diese Angaben als grobe Richtschnur. Werden keine anderen Angaben gemacht, beziehen sich die Mengen auf ein Gericht für 2 bis 3 Personen.
Einige Zutaten werden nicht in Gramm, sondern als Stückzahl angegeben. Damit Sie eine Orientierung haben, gebe ich hier das Gewicht an, das ich darunter verstehe:
1 Zwiebel – ca. 60 g
1 kleine Zwiebel – ca. 30 g
1 Stange Lauch – ca. 150 g

Der Geschmack der einfachen Gemüsegerichte hängt von der **Qualität der Zutaten** ab. Richtig lecker schmecken sie mit Biogemüse, das saisongerecht reif geerntet wurde, weil es in der Regel mehr Aroma hat und weniger Wasser enthält. Die Rezepte sind **einfach, unkompliziert** und gelingen Ihnen auch, wenn Sie kein Kochprofi sind.

Frühstück

Obwohl das Frühstück die wichtigste Mahlzeit des Tages ist, verschenken die meisten Menschen diese prachtvolle Gelegenheit, Energie, Kraft und Wärme zu tanken, um sich damit den richtigen Schub für den Tag zu verschaffen. Niemand würde mit leerem Tank im Auto eine Reise antreten – aber ohne Frühstück zur Arbeit oder in die Schule gehen: das ist gang und gäbe. Auch eine Tasse Kaffee im Stehen mit einem Hörnchen dazu ist nicht wirklich ein richtiges Frühstück. Um den Turbolader einzuschalten, braucht es schon mehr.

Sicher kennen Sie den Spruch »Frühstücke wie ein Kaiser, esse mittags wie ein König und abends wie ein Bettelmann«. Viele von Ihnen machen es wohl gerade umgekehrt, denn bei fast jeder Ernährungsberatung und in jedem Kochkurs werde ich gefragt: »Ja, kann man denn außer Marmeladenbrot noch etwas anderes frühstücken?« Die Antwort ist ganz einfach: Grundsätzlich kann man alles, was man mittags oder abends isst, auch morgens essen. Aus diesem Grund müsste man eigentlich gar keine Rezepte in diesem Kapitel aufführen. Da ich jedoch weiß, wie schwierig diese Umstellung für viele ist, und weil mir das Thema Frühstück sehr am Herzen liegt, habe ich einige meiner Lieblings-Frühstücksvariationen aufgeschrieben. Ich hoffe, dass Sie damit Anregungen und Ideen bekommen, aus denen Sie dann Ihre eigenen Frühstücksfavoriten entwickeln.
Das Frühstück sollte unbedingt aus etwas Gekochtem, Warmem bestehen. Erinnern Sie sich an das Bild vom Drei-Erwärmer, und stellen Sie sich das bitte so vor: Das Feuer im Mittleren Erwärmer müssen Sie jeden Morgen neu entfachen. Das ist wie mit einem alten Kohleofen in der Küche: Man findet da vielleicht noch etwas Glut vom Vorabend, muss dann sehr behutsam mit leicht brennbaren Materialien das Feuer neu schüren und dann ordentlich Holz und Kohlen nachlegen, um die Küche warm zu bekommen und die Herdplatte zu erhitzen. Mit diesem Bild vor Augen können Sie selbst entscheiden, ob ein Glas kalte Milch aus dem Kühlschrank oder ein warmer Kräutertee sinnvoller ist. Auch ein Müsli aus rohen Getreideflocken, Banane und kaltem Joghurt ist wenig geeignet, ein Feuer zu entzünden.
Um den Mittleren Erwärmer anzufeuern, ist gekochtes Getreide in Kombination mit etwas Butter der sicherste Weg zum Erfolg; entweder süß mit Kompott oder besser noch herzhaft mit Ei oder Hülsenfrüchten. Viele Menschen bevorzugen ein süßes Frühstück in Form von Marmeladenbrötchen, Nutellatoast oder – was ja schon richtig fortgeschritten ist – Getreidebrei mit Trockenfrüchten. Dies mag zwar alten bzw. vollwertköstlichen Gewohnheiten entsprechen oder dem noch verschlafenen Gaumen am angenehmsten erscheinen –

ein richtiges Kraftpaket ist es aber nicht. Ein solches süßes, hauptsächlich aus Kohlehydraten bestehendes Frühstück liefert zwar schnell etwas Energie, aber die Ausbeute ist ziemlich gering, und es hält nicht lange vor. Wissenschaftler haben außerdem herausgefunden, dass Menschen, die herzhaft frühstücken (Frühstücksei, etwas Schinken, Omelette oder Ähnliches), insgesamt über den Tag weniger Kalorien aufnehmen als diejenigen, die süß beginnen.
Morgens soll es mit dem Essen meistens besonders schnell gehen. Okay – wenn das so sein muss, dann bereitet man die Komponenten einfach vor: Das Getreide wie Hirse, Polenta oder Reis kann man gut vorkochen. Eine große Portion für 3 bis 4 Tage ist sinnvoll, länger würde ich das gekochte Getreide allerdings nicht im Kühlschrank aufbewahren.

Gebratene Hirse mit Ei

Zutaten für 1 Person:
1–2 Tassen gekochte Hirse E, 2 Champignons E, 1 EL Butter E, 1 Ei E, Koriander M, Pfeffer M, Salz W, 1 Spritzer Zitronensaft H, Bockshornkleesamen F, 1 kleiner Chicorée F

Vorbereitung:
E Champignons: Stiele entfernen, in Scheiben schneiden
F Chicorée: äußere Blätter entfernen, von der Spitze her in dünne Streifen schneiden, direkt auf den Teller geben

Zubereitung:
F In einer heißen Pfanne
E Butter schmelzen lassen,
Champignonscheiben in der Pfanne verteilen,
gekochte Hirse mit der Gabel auflockern und darauf geben,
würzen mit:

M Koriander, Pfeffer, W Salz, H Zitronensaft,
F Bockshornkleesamen,
Pfanne etwas schütteln, damit sich alles gut verteilt,
bei mittlerer Hitze und aufgelegtem Deckel 2–3 Minuten dünsten, dann alles mischen, in der Mitte etwas Platz machen,
E das Ei in die Pfanne geben und entweder mit Deckel als Spiegelei braten oder etwas verrühren,

abschmecken mit:
M Pfeffer und W Salz.

Den Inhalt der Pfanne über den Chicorée geben und genießen.

Abwandlungen:
■ Wer es noch herzhafter liebt, kann etwas mageren Schinken mit in die Pfanne geben. Er intensiviert den Geschmack.
■ Im Sommer verwende ich statt Chicorée gerne Rucola – allein für dieses leckere Frühstück lohnt es sich, eine Schale mit Rucola anzupflanzen.
■ Sie können statt der Champignons auch jedes andere gekochte Gemüse verwenden, das noch vom Vortag übrig ist. Besonders gut geeignet ist hierfür im Dampf gegartes Gemüse, von dem man 2–3 EL fürs Frühstück zur Seite stellt.
■ Im Spätsommer kann man auch eine Tomate achteln und in der Pfanne mitdünsten, dann passt Oregano gut zum Würzen.

Tipp:
■ Sie können die Hirse mit den Champignons, der Butter und den Gewürzen schon abends in der Pfanne herrichten und mit Deckel in den Kühlschrank stellen. Morgens brauchen Sie das Ganze nur noch zu braten, ein Ei dazuzugeben und den Chicorée klein zu schneiden.

Hirse mit Linsenpaste

Zutaten für eine Person:

1–2 Tassen gekochte Hirse E, 1 EL Butter E, Koriander M, Pfeffer M, Salz W, 1 Spritzer Zitronensaft H, Bockshornkleesamen F, 1 kleiner Chicorée F, 2–3 EL Linsenpaste (siehe Rezept »Linsenpaste«, Seite 235)

Vorbereitung:

F Chicorée: äußere Blätter entfernen, von der Spitze her in dünne Streifen schneiden, direkt auf den Teller geben

Zubereitung:

F heiße Pfanne,
E Butter schmelzen lassen,
gekochte Hirse mit der Gabel auflockern, in die Pfanne geben, würzen mit:
M Koriander, Pfeffer,
W Salz,
H Zitronensaft,
F Bockshornkleesamen,
Pfanne etwas schütteln, damit sich die Hirse gut verteilt, bei mittlerer Hitze und aufgelegtem Deckel 2–3 Minuten dünsten, dann alles mischen, in der Mitte etwas Platz machen, die Linsenpaste in die Mitte der Pfanne geben und noch 1–2 Minuten warm werden lassen.

Auf dem Teller mit dem Chicorée anrichten.

Hirse mit Kompott

Zutaten für eine Person:
1–2 Tassen gekochte Hirse E, 1 EL Butter E, 1 EL Mandelmus E, 2–3 EL gehackte Nüsse E, Zimt M, Salz W, 1 Spritzer Zitronensaft H, 1 Msp. Kakao F, ½ Apfel gerieben E, 1–2 Tassen Birnen- oder Apfelkompott (siehe Rezept »Birnenkompott«, Seite 251)

Vorbereitung:
E Apfel: auf einer Gemüsereibe fein raffeln

Zubereitung:
F heiße Pfanne,
E Butter schmelzen lassen, gekochte Hirse mit der Gabel auflockern, in die Pfanne geben, würzen mit:
M Zimt, W Salz, H Zitronensaft, F Kakao,
Pfanne etwas schütteln, damit sich die Hirse gut verteilt, und bei mittlerer Hitze und aufgelegtem Deckel 2–3 Minuten dünsten,
E Mandelmus zugeben und mit der Hirse mischen,
dazu etwas Flüssigkeit vom Kompott angießen,
kurz durchkochen,
Herdplatte ausschalten,
Früchte auf der Hirse verteilen, Pfanne etwas schütteln, damit sich alles gut verteilt, mit dem geriebenen Apfel mischen und mit den Nüssen bestreut servieren.

Tipp:
■ Butter, Mandelmus und Nüsse sind hier besonders wichtig, weil sie reichlich Fett und auch etwas Eiweiß enthalten. Diese Zutaten liefern neben den Kohlehydraten aus Hirse und Obst den Brennstoff, der lang anhaltend Energie spendet.

Polenta mit Avocado

Zutaten für eine Person:
2–3 Scheiben Polenta (siehe Rezept »Polenta«, Seite 189) E, 1 EL Olivenöl E, Koriander M, Salz W, eine halbe oder ganze Avocado, je nach Größe und Hunger E, Pfeffer M, ½ Bd. Dill M, Salz W, 1 TL Zitronensaft H, Bockshornkleesamen F

Vorbereitung:
M Dill: waschen, klein hacken
E Avocado: aufschneiden, aushöhlen, Fruchtfleisch mit Zitronensaft mischen und mit einer Gabel zerdrücken

Zubereitung:
F heiße Pfanne, E Olivenöl erwärmen,
Polentascheiben in die Pfanne legen, Deckel auflegen und bei mittlerer Hitze erwärmen, nach 2–3 Minuten wenden,

abschmecken mit:
M Koriander und W Salz.

Während die Polenta warm wird:
E Avocado mit M Pfeffer und Dill mischen,

abschmecken mit:
W Salz, H Zitronensaft, F Bockshornkleesamen.

Polentascheiben mit dem Avocadomus auf Teller anrichten.

Tipp:
■ 2–3 halbierte Cherry-Tomaten sehen schön dazu aus und passen auch geschmacklich sehr gut dazu.

Haferflockensuppe

Zutaten für eine Person:
3–4 EL Haferflocken M, Koriander M, 250 ml Wasser W, 1 TL Salz W, 1 Spritzer Zitronensaft H, Bockshornkleesamen F, 1 EL Butter E

Zubereitung:
F Wasser in einem kleinen Topf zum Kochen bringen,
E Butter darin schmelzen lassen,
M Haferflocken mit Schneebesen einrühren,
würzen mit Koriander,
W Salz, H Zitronensaft, F Bockshornkleesamen,
Deckel auflegen, auf kleinster Flamme 10–15 Minuten köcheln lassen.

Diese recht neutrale Haferflockensuppe ergänzt man entweder mit herzhaften oder mit süßen Beilagen:

- 1 hart gekochtes Ei, Sojasoße, 2 EL geröstete Sonnenblumenkerne
- 1 hart gekochtes Ei, 2 EL Gomasio, 2 EL frische Kräuter
- mein Favorit: 3–4 Scheiben Cornedbeef vom Biometzger, im Teller auf die Suppe legen und schmelzen lassen, 2 EL gehackte Petersilie
- 1 dicke Scheibe Putenbrust in Würfel geschnitten, 2 EL Schnittlauch
- gekochte Karotten vom Vortag 5 Minuten mitköcheln lassen, 1 Ei, 1 EL Kräuter
- Rucola auf dem Teller verteilen, Haferflockensuppe darüber geben, 1–2 Scheiben italienischer Schinken in Würfel geschnitten, 1 EL Parmesan

- 1–2 EL Mandelmus am Ende in die Haferflockensuppe rühren, 1 geriebener Apfel, 1 EL Honig, 3 EL Mandelstifte

Reis-Congee

Zutaten für 4 Personen oder für vier Tage:
100 g Vollkornreis M, 1 l Wasser W

Vorbereitung:
Reis: waschen und mit 1 l Wasser zum Kochen bringen, Deckel auflegen, auf kleinster Stufe 3–4 Stunden köcheln lassen

Zubereitung:
Eine Portion vom Reis-Congee am Morgen warm machen und abschmecken mit:
M Koriander, W Salz, H 1 Spritzer Zitronensaft,
F Bockshornkleesamen, E 1 EL Butter oder Olivenöl.

Ähnlich wie bei der Haferflockensuppe kann man zu diesem Reis-Congee alles an herzhaften oder süßen Zutaten essen, was der Kühlschrank hergibt. Die Chinesen essen ein hart gekochtes Ei, etwas milchsauer vergorenes Gemüse und ein mit Fleisch und Zwiebeln gefülltes gedämpftes Brötchen dazu.

- 1 gekochtes Ei, frische Kräuter, dazu Dinkeltoast mit Butter und Lachsschinken
- im Winter: 1 TL fein gehackter Ingwer, 1 Scheibe Putenbrust in Würfel geschnitten, 1 Chicorée
- 1 Fleischbällchen/Frikadelle vom Vortag würfeln, auf den Teller legen und mit dem Reis-Congee bedecken
- 1 Tasse Apfelkompott untermischen, 3 EL gehackte Walnüsse, dazu 1 Toastbrot und 1 Frühstücksei

Schnelle Reissuppe

Zutaten:
Kleiner Reisrest im Topf vom Vortag M, Pfeffer M, Koriander M, Salz W, 1 Spritzer Zitronensaft H, Bockshornkleesamen F, 1–2 EL Olivenöl E

Vorbereitung:
Topf mit dem Reisrest am Vorabend nicht spülen

Zubereitung:
F den Reis mit ca. 250 ml Wasser aufkochen,
würzen mit:
E Olivenöl, M Pfeffer, Koriander, W Salz,
H Zitronensaft, F Bockshornkleesamen,
5 Minuten köcheln lassen, bis die Reissuppe etwas cremig wird.

Dazu suchen Sie sich von den herzhaften oder süßen Beilagen vom Reis-Congee oder der Haferflockensuppe etwas aus.

Tipps:
■ Ich habe für die Fälle, dass der Kühlschrank noch nicht einmal mehr ein Ei hergibt, im Vorratsschrank einige Fischkonserven. Es gibt im Bioladen Sardinen, Makrelen und Thunfisch in Sonnenblumenöl von der Firma Fontane. Das Öl lasse ich auf einem Küchenpapier abtropfen.
■ So eine halbe Dose Fisch liefert eine ordentliche Eiweißportion und Power für den Vormittag. Versuchen Sie es einmal – auch wenn es sich sehr exotisch anhört, es schmeckt mit einem Löffel Gomasio sehr gut zum Reis.

Kraftbrühe mit Polentawürfeln

Zutaten:

250 ml Kraftbrühe (siehe Rezept »Vegetarische Kraftbrühe« Seite 132), Polenta vom Vortag (siehe Rezept »Polenta« Seite 189) E, 1 TL gehackter Ingwer M, Salz W, 1 Spritzer Zitronensaft H, 2 EL gehackte Petersilie H

Vorbereitung:

H Petersilie:
waschen und hacken

E fest gewordene Polenta vom Vortag:
in Würfel schneiden

M Ingwer:
ganz fein hacken

Zubereitung:

F Brühe zum Kochen bringen,

E Polentawürfel in die Brühe geben und 5 Minuten bei kleiner Flamme warm werden lassen,

abschmecken mit:

M Ingwer, W Salz, H Zitronensaft,
mit Petersilie bestreut servieren.

Die Brühe sollte nicht sehr stark gewürzt und nicht zu salzig sein.

Tipp:

■ Wenn Kinder morgens nicht frühstücken wollen, dann lassen Sie sie wenigstens eine Tasse von der warmen Brühe trinken – ganz ohne Einlage.

Abwandlungen:

■ Als Einlage können Sie ebenso gut Reis, Hirse oder Vollkornnudeln verwenden.

■ Um das Frühstück gehaltvoller zu machen, kann man etwas gekochtes Fleisch hineinschneiden oder ein Ei einrühren.

■ Statt der vegetarischen Kraftbrühe können Sie auch Hühnerbrühe oder jede andere Fleischbrühe oder Kochwasser von Gemüse verwenden.

Bauernomelette

Zutaten:

1 Tasse gekochte Kartoffeln vom Vortag E, 1–2 EL Olivenöl E, 1 Champignon E, 1 Ei E, 1 Frühlingszwiebel M, Pfeffer M, Salz W, 2 EL Petersilie H, Paprikapulver F

Vorbereitung:

E Gekochte Kartoffeln und Champignon:
in Scheiben schneiden

M Frühlingszwiebel:
waschen, putzen, schräg in feine Ringe schneiden

H Petersilie: waschen und fein hacken

Zubereitung:

F In einer heißen Pfanne

E Olivenöl erwärmen,
Kartoffel, Champignon und

M Frühlingszwiebel in die Pfanne geben und bei mittlerer Hitze
5 Minuten dünsten, würzen mit:

M Pfeffer, W Salz, H Petersilie,

F Paprikapulver, alles gut vermischen,

E das Ei darübergeben, verrühren und braten, bis es stockt.

Abwandlungen:

- halbierte Cherry-Tomaten mitdünsten
- in ganz feine Streifen geschnittener Paprika statt Champignon

Suppen

Das Kochen von Suppen und Eintöpfen ist wahrscheinlich die ursprünglichste Art der Nahrungszubereitung. Und das nicht nur, weil es einfach ist, sondern auch, weil eine Suppe im Allgemeinen das bekömmlichste aller Gerichte ist. Unser Magen mag suppige Speisen am liebsten, weil er an ihnen seine Verdauungsarbeit am besten und schnellsten verrichten kann. In der chinesischen Medizin besteht die Vorstellung, dass der Magen aus der aufgenommenen Nahrung eine »Suppe« herstellen muss, die erst dann von Milz und Bauchspeicheldrüse weiter transformiert werden kann. Der Magen braucht dazu ausreichend Flüssigkeit, die in einer Suppe gleich mitgeliefert wird.

Es ist wichtig zu wissen, dass gerade die etwas flüssige Konsistenz eines Eintopfs das ist, was unserer Verdauung guttut. Für den Magen ist ein Kartoffeleintopf etwas anderes als zwei Vollkornstullen mit Käse, zu denen man einen halben Liter Orangensaft trinkt. Das liegt an der Anatomie des Magens: Getränke, also dünne Flüssigkeiten, nehmen im Magen einen ganz anderen Weg als Speisen – sie rinnen nämlich direkt zum Magenausgang. Das heißt: Das trockene Käsebrot mischt sich nicht automatisch im Magen mit dem Orangensaft. Der Saft fließt vielmehr sehr schnell ab, der Magen bleibt mit dem trockenen Käsebrot zurück und muss, um daraus eine »Suppe« zu machen, die Säfte selbst hervorbringen. Das kann langfristig zu Magenproblemen und einem generellen Yin-Mangel führen.

Probieren Sie es doch einfach aus. Bereiten Sie sich abends – besonders nach einem hektischen und anstrengenden Tag – eine Suppe zu, und spüren Sie, wie wohltuend, harmonisierend, sätti-

gend und befriedigend sich das in Ihrem Bauch anfühlt. Eine Suppe ist abends viel besser als Brot, um dem Körper verbrauchte Energie zurückzugeben, ohne ihn zu belasten.
Viele der Suppen sind auch hervorragend geeignet, um sie mitzunehmen, z. B. für ein warmes Mittagessen am Arbeitsplatz. Dazu wird der Rest der Abendsuppe am Morgen im Topf noch einmal erwärmt und richtig zum Kochen gebracht. Dann füllt man die Suppe in ein Thermosgefäß und hat mittags eine wunderbare leichte, warme Mahlzeit zur Verfügung.
Ich möchte Sie nun nicht länger theoretisch mit den Vorzügen von Suppen aufhalten, sondern Sie vielmehr animieren, die Rezepte zu lesen und natürlich auszuprobieren.

Frühling

Meerrettich-Kresse-Süppchen

Zutaten:

2 große Kartoffeln E, Safran E, 3 EL Öl E, 3 EL Butter E, 1 Zwiebel M, 2 Päckchen Kresse M, 2–4 EL frisch geriebener Meerrettich M, Muskat M, Zitronensaft H, Bockshornkleesamen F, Schale einer Bioorange F

Vorbereitung:

F Orange: mit Zestenreißer Streifen von der Schale abreiben
E Kartoffeln: schälen und in Stücke schneiden
M Zwiebel: schälen und fein hacken, Meerrettich reiben, Kresse abschneiden und waschen

Zubereitung:

F In einem heißen Topf
E Öl erhitzen, Kartoffel, M Zwiebel anschwitzen,

W Salz, H 1 Spritzer Zitronensaft, E ein paar Safranfäden,
F etwas Bockshornkleesamen dazugeben, mit 1 l heißem Wasser angießen, 30 Minuten leicht köcheln lassen,
E wenn die Kartoffeln weich sind, Butter zugeben, pürieren und so viel heißes Wasser zugeben, bis die richtige Konsistenz erreicht ist,

abschmecken mit:

M Muskat,
Kresse und 2–4 EL geriebenen Meerrettich unterheben (Suppe darf nicht mehr kochen, sonst verliert der Meerrettich die Schärfe und das Aroma),
W etwas Salz, H Spritzer Zitronensaft,
F mit etwas Orangenschale dekorieren.

Zucchini-Grünkern-Suppe

Zutaten:

4–5 EL Grünkern fein gemahlen H, Zitronensaft H, 1 Bd. Petersilie H, Bockshornkleesamen F, Paprikapulver F, 2 Zucchini E, Vollrohrzucker E, 3 EL Öl E, Pfeffer M, Muskat M, 1 Zwiebel M, Salz W

Vorbereitung:

E Zucchini: in feine Scheiben hobeln
H Petersilie: waschen und fein hacken
M Zwiebel: schälen und fein hacken

Zubereitung:

F In einem heißen Topf
E Öl erhitzen,
M Zwiebeln glasig dünsten → E,

E Zucchini anschwitzen,
M Pfeffer,
W Salz,
H Grünkern kurz mit anschwitzen,
F mit 1 l heißem Wasser ablöschen,
Bockshornkleesamen,
E 1 Msp. Vollrohrzucker,
M Pfeffer,
W Salz zugeben,
etwa 15 Minuten köcheln lassen,

abschmecken mit:
H Zitronensaft, Petersilie, F Paprikapulver, E 1 EL Butter, M Muskat, W Salz.

Hühnersuppe mit Grünkernklößchen

Zutaten Hühnerbrühe:
1 Suppenhuhn H, 1 Zitronenscheibe H, 1 EL Thymian F, 1 Karotte E, ½ Sellerieknolle E, Selleriegrün E, 1 Stange Lauch M, 3 Lorbeerblätter M, 3–4 Ingwerscheiben M, 1 TL Senfkörner M, 3–4 schwarze Pfefferkörner M, Salz W

Zutaten Grünkernklößchen:
70 g Grünkern fein gemahlen H, 1 TL Weinsteinpulver H, Paprikapulver F, 30 g Butter E, 1 Ei E, 1 EL ganz fein gehackte Zwiebel M, Pfeffer M, Muskat M, Salz W

Zubereitung Hühnerbrühe:
H Suppenhuhn waschen,
F in kochendes Wasser geben und mehrmals abschäumen,
E Karotte, Sellerieknolle, Selleriegrün,

M Ingwer, Lorbeer, gemahlene Senfkörner, Pfefferkörner,
W Salz,
H Zitronenscheibe,
F Thymian zugeben und mit Deckel 4–5 Stunden sanft köcheln; vor dem Servieren alles abseihen. Falls die Brühe sehr fett ist, kann man sie entfetten.

Zubereitung Grünkernklößchen:

E Butter schmelzen und leicht bräunen,
M ganz fein gehackte Zwiebel kurz anschwitzen, Pfeffer, Muskat,
W etwas Salz zugeben,
H 125 ml heiße Hühnerbrühe angießen,
Grünkernmehl und Weinsteinpulver einrühren und weiterrühren, bis ein Kloß entsteht,
F 1 Msp. Paprikapulver unterrühren, etwas abkühlen lassen,
E 1 Ei einarbeiten.
Falls der Teig zu weich ist, kann man 1–2 EL Semmelbrösel zugeben.
Mit zwei Teelöffeln kleine Klößchen formen und etwa 10 Minuten in der Brühe gar ziehen lassen. Die Brühe wird mit den Klößchen und reichlich Petersilie serviert.

Tipp:

▪ Wenn das Fleisch nach etwa 1,5 Stunden weich ist, kann man es von den Knochen nehmen und zur Seite stellen. Knochen und Haut gibt man zurück in den Topf und lässt sie weiterkochen. Das Fleisch kann man am nächsten Tag als Frikassee zubereiten.

Kartoffel-Kräuter-Süppchen

Zutaten:

1 Bd. gemischte Kräuter H, Zitronensaft H, Bockshornkleesamen F, Schale von einer Biograpefruit F, 1–2 große Kartoffeln E, Safran E, ½ l Sojamilch E, 2 EL Butter E, 1 Zwiebel M, 1 Päckchen Kresse M, Pfeffer M, Muskat M, Salz W

Vorbereitung:

H Kräuter: verlesen, waschen und fein hacken
F Grapefruit: mit Zestenreißer Schale abreiben
E Kartoffeln: schälen und in Stücke schneiden
M Zwiebel: schälen und hacken

Zubereitung:

F In einem heißen Topf
E Öl erwärmen, Kartoffeln,
M Zwiebel anschwitzen,
W Salz,
H 1 Spritzer Zitronensaft,
F ein paar Safranfäden, etwas Bockshornkleesamen, ½ l heißes Wasser angießen und 30 Minuten köcheln lassen; danach:
E mit Butter pürieren und so viel heiße Sojamilch zugeben, bis die richtige Konsistenz erreicht ist;

abschmecken mit:

M Pfeffer, Muskat,
W etwas Salz,
H 1 Spritzer Zitronensaft, Kräuter unterheben; jeden Teller mit etwas Kresse und Schale von der Biograpefruit garnieren.

Tipps:

- Sehr schön sieht es aus, wenn man zum Garnieren Blüten von Borretsch, Oregano oder Salbei verwendet.
- Als Kräuter für die Suppe eignen sich sehr gut: Borretsch, Salbei, Petersilie, Schnittlauch, Dill, Pimpernelle und kleine Mengen Thymian, Oregano, Beifuß.

Sommer

Sommerliche Karottensuppe

Zutaten:

500 g Karotten E, 300 g Erbsen E, 1 kleine Zucchini (ca. 150 g) E, 300 grüne Bohnen E, 2 EL Olivenöl E, Vollrohrzucker E, 1 Zwiebel M, Pfeffer M, Salz W, 2 Tomaten H, 1 Bd. Petersilie H, Bockshornkleesamen F, Paprikapulver F

Vorbereitung:

H Tomaten: überbrühen, häuten, entkernen und in Würfel schneiden
Petersilie: waschen und hacken

E Karotten: schälen und in grobe Stücke schneiden
Zucchini: in kleine Würfel schneiden; Erbsen: auspalen
Bohnen: waschen und in 1 cm lange Stücke schneiden

M Zwiebel: schälen und fein würfeln

Zubereitung:

F In einem Topf 1 l Wasser zum Kochen bringen,
E Karotten hineingeben,
M Pfeffer, W Salz, H 1 Spritzer Zitronensaft,
F Bockshornkleesamen zugeben,
30 Minuten kochen lassen, dann pürieren;

separat:

F in einem heißen Topf

E Olivenöl erhitzen,

M Zwiebeln glasig braten → E,

E Zucchini, Bohnen und Erbsen,

M Pfeffer, W Salz, 1 Tasse Wasser zugeben, 10 Minuten dünsten.

Am Ende das Gemüse, die Tomaten und die Petersilie in die Karottensuppe geben,

abschmecken mit:

H Zitronensaft, F Paprikapulver, E Vollrohrzucker, M Pfeffer, W Salz.

Italienische Gemüsesuppe

Zutaten:

1 Karotte E, 400 g Erbsen E, 1 Zucchini E, 200 g grüne Bohnen E, 3–4 EL Olivenöl E, Vollrohrzucker E, 2 Zwiebeln M, Pfeffer M, Salz W, 3 Tomaten H, 100 g Hörnchennudeln H, Bockshornkleesamen F, Paprikapulver F, 1 Bd. Thymian F, 1 Bd. Oregano F, 1 Bd. Basilikum F

Vorbereitung:

H Tomaten: überbrühen, häuten, entkernen und in Würfel schneiden

F Thymian, Oregano, Basilikum: waschen und fein hacken

E Karotte: schälen und in kleine Würfel schneiden
Zucchini: in kleine Würfel schneiden
Erbsen: auspalen
Bohnen: waschen und in 1 cm lange Stücke schneiden

M Zwiebeln: schälen und achteln

Zubereitung:

F In einem heißen Topf
E Olivenöl erhitzen,
M Zwiebeln glasig dünsten,
E Gemüse anschwitzen,
M Pfeffer,
W Salz,
H 1 Spritzer Zitronensaft,
Nudeln zugeben
F und mit 1,5 l heißem Wasser ablöschen,
Bockshornkleesamen, die Hälfte des Thymians und Oregano zugeben und ca. 15 Minuten köcheln lassen,
H wenn die Nudeln weich sind, Tomaten zugeben,

abschmecken mit:

F Paprikapulver, Thymian, Oregano, Basilikum,
E Vollrohrzucker, M Pfeffer, W Salz.

Tomatensuppe mit Polentawürfeln

Zutaten:

6 Tomaten H, 1 Spritzer Zitronensaft H, Bockshornkleesamen F, Paprikapulver F, 1 Bd. Basilikum F, Thymian F, Rosmarin F, 2 EL Olivenöl E, 1 Kartoffel E, Vollrohrzucker E, 2 Zwiebeln M, Pfeffer M, Salz W, 100–150 g gekochte Polenta vom Vortag E

Vorbereitung:

H Tomaten: waschen, achteln
F Basilikum: waschen und fein hacken
E Kartoffel: schälen und in Stücke schneiden
Polenta: in kleine Würfel schneiden
M Zwiebeln: schälen und achteln

Zubereitung:

F In einem heißen Topf
E Olivenöl erhitzen,
M Zwiebeln glasig dünsten,
E Kartoffel anschwitzen,
M Pfeffer, W Salz, H Tomaten,
F Bockshornkleesamen, Paprikapulver, Thymian und Rosmarin dazugeben, mit 1,5 l heißem Wasser ablöschen und ca. 20 Minuten köcheln lassen; danach die Suppe pürieren und durch ein grobes Sieb geben oder durch eine Flotte-Lotte passieren,

abschmecken mit:

F Paprikapulver, E Vollrohrzucker, M Pfeffer, W Salz,
H 1 Spritzer Zitronensaft, F Basilikum,
E Polentawürfel kurz in der Suppe warm werden lassen.

Kartoffelsuppe mit grünen Bohnen

Zutaten:

3–5 Kartoffeln E, 3 EL Olivenöl E, 2 EL Butter E, Vollrohrzucker E, 300 g grüne Bohnen E, Pfeffer M, Muskat M, Salz W, Zitronensaft H, 1 Zwiebel M, Bockshornkleesamen F, reichlich Bohnenkraut F

Vorbereitung:

E Kartoffeln: schälen und halbieren
Bohnen: waschen, Enden abschneiden, dabei eventuell Fäden abziehen und in 2 cm lange Stücke schneiden
M Zwiebel: schälen und würfeln

Zubereitung:

F In einem heißen Topf

E Öl erwärmen, Kartoffeln, Bohnen und
M Zwiebel anschwitzen, Pfeffer,
W Salz,
H 1 Spritzer Zitronensaft dazugeben,
F mit 1 l heißem Wasser ablöschen,
Bockshornkleesamen, Bohnenkraut,
E 1 Msp. Vollrohrzucker,
15–20 Minuten kochen lassen; danach den größten Teil der Bohnen mit einem Sieblöffel herausnehmen und zur Seite stellen; Bohnenkraut herausnehmen, die Suppe mit der Butter pürieren, bei Bedarf heißes Wasser zugeben, bis die richtige Konsistenz entsteht,

abschmecken mit:
M Pfeffer, Muskat, W Salz, H Zitronensaft,
F Bockshornkleesamen, E Vollrohrzucker,
dann die Bohnen wieder zurück in den Topf geben.

Herbst

Lauch-Kartoffel-Suppe

Zutaten:
3–5 Kartoffeln E, 3 EL Olivenöl E, 2 EL Butter E, Vollrohrzucker E, 3–4 Stangen Lauch M, 1 Zwiebel M, Pfeffer M, Muskat M, Salz W, Zitronensaft H, Bockshornkleesamen F

Vorbereitung:
E Kartoffeln: schälen und halbieren
M Lauch: schräg in 1 cm breite Ringe schneiden
Zwiebel: schälen und würfeln

Zubereitung:

F In einem heißen Topf
E Öl erwärmen, Kartoffeln und
M Zwiebel anschwitzen, Pfeffer,
W Salz,
H 1 Spritzer Zitronensaft,
F mit 1 l heißem Wasser ablöschen,
Bockshornkleesamen,
E 1 Msp. Vollrohrzucker,
10 Minuten kochen lassen,
M den Lauch dazugeben, weitere 10 Minuten kochen lassen, danach den größten Teil des Lauches mit einem Sieblöffel herausnehmen und zur Seite stellen,
E die Suppe mit der Butter pürieren, bei Bedarf heißes Wasser zugeben, bis die richtige Konsistenz entsteht,

abschmecken mit:

M Pfeffer, Muskat, W Salz, H Zitronensaft,
F Bockshornkleesamen, E Vollrohrzucker,
dann den Lauch wieder zurück in den Topf geben.

Kürbiseintopf

Zutaten:

400 g Hokaidokürbis E, 3–4 EL Polenta E, 250 g gekochte Maroni E, 1 Stange Lauch M, 1 Zwiebel M, Pfeffer M, Ingwer M, reichlich Koriander M, Salz W, Zitronensaft H, Paprikapulver F, Bockshornkleesamen F, 1 EL Butter E

Vorbereitung:

E Kürbis: gut waschen und bürsten (die Schale kann mit verwendet werden), Kerne entfernen und in 2 cm große Würfel schneiden

[M] Lauch: waschen und schräg in Ringe schneiden
[M] Zwiebel: schälen und würfeln, Ingwer fein hacken

Zubereitung:

[F] In einem heißen Topf
[E] Öl erhitzen,
[M] Zwiebel anbraten → [E],
[E] Maroni zugeben,
[M] Ingwer anbraten, Pfeffer, reichlich Koriander,
[W] Salz, [H] 1 Spritzer Zitronensaft,
[F] Bockshornkleesamen zugeben,
mit 1,5 l heißem Wasser ablöschen,
[E] Kürbis zugeben und Polenta einrühren
und 20 Minuten köcheln lassen,
[M] nach 10 Minuten den Lauch dazugeben,

abschmecken mit:

[W] Salz, [H] Zitronensaft, [F] Paprikapulver,
[E] 1 EL Butter, [M] Pfeffer, Koriander.

Broccolicremesuppe

Zutaten:

2 große Kartoffeln [E], 2 Broccoli (ca. 500 g) [E], 2 EL Butter [E], 1 Zwiebel [M], Pfeffer [M], Muskat [M], Salz [W], Zitronensaft [H], Bockshornkleesamen [F], ½ l Sojamilch [E], 3 EL Sonnenblumenkerne [E]

Vorbereitung:

[E] Kartoffeln: schälen und in Stücke schneiden
Broccoli: in Röschen teilen, Stiel schälen
Sonnenblumenkerne: ohne Fett in einer Pfanne rösten
[M] Zwiebel: schälen und hacken

Zubereitung:

F In einem heißen Topf
E Öl erwärmen, Kartoffeln, Broccoli und
M Zwiebel anschwitzen,
W Salz,
H 1 Spritzer Zitronensaft,
F etwas Bockshornkleesamen,
½ l heißes Wasser angießen und 30 Minuten köcheln lassen, danach
E mit Butter pürieren und so viel heiße Sojamilch zugeben, bis die richtige Konsistenz erreicht ist,

abschmecken mit:

M Pfeffer, Muskat, W etwas Salz, H 1 Spritzer Zitronensaft,
F Bockshornkleesamen,
E mit Sonnenblumenkernen bestreut servieren.

Kartoffelsuppe mit Champignons

Zutaten:

5 Kartoffeln E, 3 EL Olivenöl E, 2 EL Butter E, Vollrohrzucker E, 300 g braune Champignons E, Pfeffer M, Muskat M, Salz W, Zitronensaft H, 2 EL Balsamessig H, 1 Zwiebel M, 1 Bd. glatte Petersilie H, Bockshornkleesamen F, Zitronenschale F

Vorbereitung:

E Kartoffeln: schälen und halbieren
Champignons: säubern, eventuell waschen, Stiele unten etwas abschneiden, in Scheiben schneiden
F Zitronenschale: mit dem Zestenreißer abschälen
M Zwiebel: schälen und würfeln

Zubereitung:

F In einem heißen Topf
E 2 EL Öl erwärmen, Kartoffeln und
M Zwiebel anschwitzen, Pfeffer,
W Salz,
H 1 Spritzer Zitronensaft,
F mit 1 l heißem Wasser ablöschen,
Bockshornkleesamen,
E 1 Msp. Vollrohrzucker dazugeben,
20 Minuten kochen lassen, die Suppe mit der Butter pürieren, bei Bedarf heißes Wasser zugeben, bis die richtige Konsistenz entsteht.

Während die Kartoffeln kochen:

F In einer heißen Pfanne
E 1 EL Öl erwärmen, Champignons anbraten,
M Pfeffer,
W Salz,
H mit Balsamessig ablöschen,
Petersilie unterheben, kurz andünsten,
F Zitronenschale, die Champignons in die pürierte Suppe geben,

abschmecken mit:

E Vollrohrzucker, M Pfeffer, Muskat, W Salz,
H Zitronensaft, F Bockshornkleesamen.

Rote-Bete-Suppe

Zutaten:

3 mittelgroße Rote Bete F, 2 Kartoffeln E, 3–4 EL Öl E, 1–2 EL Butter E, 2 Zwiebeln M, Pfeffer M, Koriander M, Salz W, 1 Spritzer Zitronensaft H, 1 Bd. Petersilie H, 3 EL saure Sahne H, Bockshornkleesamen F, Paprikapulver F

Vorbereitung:

F Rote Bete und Kartoffeln: schälen und in Stücke schneiden
M Zwiebeln: schälen und würfeln, Ingwer fein hacken
H Petersilie: waschen und klein hacken

Zubereitung:

F In einem heißen Topf
E Öl erhitzen, Kartoffeln,
M Zwiebeln anschwitzen,
Pfeffer,
W Salz,
H 1 Spritzer Zitronensaft,
F Rote Bete und Bockshornkleesamen zugeben, mit 1,5 l heißem Wasser ablöschen, ca. 60 Minuten kochen, dann pürieren.

abschmecken mit:

E 1–2 EL Butter, M Pfeffer, Koriander, W Salz,
H mit einem Löffel saurer Sahne anrichten und mit Petersilie bestreuen.

Tipp:

■ Bei Feuchtigkeit oder Wunsch nach Gewichtsreduktion Butter und saure Sahne weglassen.

Pastinakensuppe

Zutaten:

2 mittelgroße Pastinaken E, 3 Kartoffeln E, 3 EL Olivenöl E, 1 Zwiebel M, 1 Lorbeerblatt M, Salz W, Zitronensaft H, Petersilie H, Bockshornkleesamen F

Vorbereitung:

E Pastinaken und Kartoffeln: schälen und in Stücke schneiden
M Zwiebel: schälen und würfeln

Zubereitung:

F In einem heißen Topf
E Olivenöl erwärmen,
M Zwiebel darin glasig dünsten → E,
E Pastinaken, Kartoffeln andünsten,
M Lorbeerblatt, Pfeffer, W Salz,
H 1 Spritzer Zitronensaft,
F Bockshornkleesamen dazugeben,
mit 1 l heißem Wasser auffüllen, 30 Minuten kochen lassen, danach Lorbeerblatt herausnehmen,
E 1–2 EL Butter,
Suppe pürieren, dabei kann noch heißes Wasser zugegeben werden, bis die gewünschte Konsistenz erreicht ist,

abschmecken mit:

M Pfeffer, W Salz, H Zitronensaft,
mit Petersilie bestreut servieren.

Abwandlungen:

■ Man kann aus dieser Suppe einen sättigenden Eintopf machen, wenn man am Ende separat gekochtes Gemüse zugibt. Karottenwürfel, Blumenkohl- und Brokkoliröschen sehen schön aus. Das Gemüse wird hierfür nur im Dampf gegart.

■ Man kann die Suppe auch sehr gut mit feinen Streifen Kochschinken verfeinern.

■ Besonders fein wird die Suppe, wenn man sie mit Streifen von geräuchertem Lachs serviert. Dann passt Dill allerdings besser als Petersilie.

■ Als Auftakt zu einem Festessen wird diese Suppe, wenn man jeden Teller mit einem »Lachsröllchen mit Basilikum« serviert.

Herzhafter Polenta-Eintopf

Zutaten:

2 Karotten E, ½ Sellerieknolle E, 1 Petersilienwurzel E, 4 EL Polenta E, 1 Kalbs- oder Rinderbratwurst E, 1 EL Öl E, 1 Msp. Safran E, 1 Stange Lauch M, 1 Zwiebel M, Ingwer M, Pfeffer M, Salz W, Petersilie H, Zitronensaft H, Curcuma F

Vorbereitung:

E Karotten, Sellerie, Petersilienwurzel: schälen, in kleine Stücke schneiden
Bratwurst: die Haut entfernen, aus der Füllung kleine Klößchen formen

M Lauch: schräg in Ringe schneiden
Zwiebel: schälen und würfeln
Ingwer: fein hacken

H Petersilie: waschen und hacken

Zubereitung:

F In einem heißen Topf

E Olivenöl erwärmen,
Karotten, Sellerie, Petersilienwurzel andünsten,

M Zwiebel, Ingwer, Lauch,
W wenig Salz,
H Zitronensaft,
F mit 1,5 l heißem Wasser aufgießen,
E Polenta einrühren,
M wenig Pfeffer,
W Fleischklößchen zugeben, etwa 20 Minuten köcheln lassen,

abschmecken mit:

H Zitronensaft, reichlich Petersilie,
F Curcuma, E 1 Msp. Safran, M Pfeffer.

Tipp:

- Eignet sich gut zum Mitnehmen in einem Thermosgefäß!

Abwandlung:

- Statt der Rinderbratwurst kann man auch kleine Würfel von Räuchertofu verwenden.

Vegetarische Kraftbrühe

Zutaten:

ca. 1 kg Gemüse auf 5 l Wasser (Gemüse aller Art, z. B. Karotte, Sellerie, Lauch, Fenchel, Weißkraut, Blumenkohl, man kann für diese Kraftbrühe jedes Gemüse nehmen, auch Gemüseschalen, Endstücke, Strünke usw.), 3 – 4 EL Olivenöl E, 3 – 4 Scheiben Ingwer M, 4 Lorbeerblätter M, 1 TL Senfkörner M, Pfeffer M, Salz W, 1 Zitronenscheibe H, 1 EL Thymian F, Bockshornkleesamen F, 5 Wacholderbeeren F

Vorbereitung:

Gemüse: putzen, waschen, klein schneiden

Zubereitung:

- F In einem heißen Topf
- E Olivenöl erhitzen, darin das Gemüse anschwitzen,
- M Ingwerscheiben, gemahlene Senfkörner, Pfeffer, Lorbeerblätter,
- W eine Prise Salz,
- H Zitronenscheibe,
- F Thymian, Wacholderbeeren, Bockshornkleesamen dazugeben, mit 5 l heißem Wasser ablöschen, 3–5 Stunden köcheln, danach alles abseihen, mit gehackter Petersilie servieren.

Abwandlungen:

■ Man kann mit verschiedenen Einlagen aus der Brühe eine richtige Mahlzeit machen:

■ Mit Würfeln aus Polenta vom Vortag oder einigen Löffeln gekochter Hirse und frischen Kräutern entsteht eine wohltuende Morgenmahlzeit.

■ Glasnudeln, Karottenstifte, Champignonscheiben und Spinat

■ Austernpilze 5 Minuten mitkochen, kurz vor dem Servieren eine Hand voll Spinat und ein paar Tomatenstücke in die Brühe geben und mit einem Spiegelei auf jedem Teller anrichten.

Tipp:

Zum Mitnehmen in einem Thermosgefäß:

■ Karottenstifte, Champignonscheiben, ganz fein geschnittener Lauch (kann am Abend vorbereitet werden) gibt man roh in das Thermosgefäß, das man vorher mit heißem Wasser ausgespült hat, außerdem einige EL gekochtes Getreide (Reste vom Vortag) oder mit heißem Wasser gewaschenes Quinoa oder Bulgur. Dann gießt man morgens die kochend heiße Brühe darüber und verschließt das Thermosgefäß. Bis zum Mittag ist das Gemüse gar und ein sättigender Eintopf entstanden.

Algensuppe mit Reis

Zutaten:

20 g getrocknete Wakame-Algen W, Salz W, Zitronensaft H, Bockshornkleesamen F, 3 EL Öl E, 1 Karotte E, 1 Zwiebel M, 2 Scheiben frischer Ingwer M, 100 g Basmatireis M

Vorbereitung:

E Karotte: schälen und in Julienne (feine Streifen) schneiden
M Zwiebel: schälen und fein hacken
Ingwer: sehr fein hacken
W Wakame-Algen: 15 Minuten in kaltem Wasser einweichen, dann in 2–3 cm lange Stücke schneiden

Zubereitung:

F In einem heißen Topf
E Öl erhitzen,
M Zwiebel und Ingwer anschwitzen,
W abgetropfte Algen kurz mit dünsten.
Den Reis in einem separaten Topf mit wenig Wasser waschen. Dabei das erste Waschwasser wegschütten, dann etwas mehr Wasser nehmen und dieses Waschwasser zum Ablöschen der Algen verwenden.
H 1 Spritzer Zitronensaft,
F etwas Bockshornkleesamen,
evtl. noch etwas heißes Wasser angießen,
E Karotten zugeben, 15 Minuten leicht köcheln lassen,

abschmecken mit:

M Muskat, W etwas Salz, H 1 Spritzer Zitronensaft.

Man isst die Algensuppe mit dem Reis als Einlage.

Dies ist eine ideale Suppe für den Abend, um nach einem hektischen Tag zur Ruhe zu kommen. Die Algen haben einen kühlenden, beruhigenden Effekt, der durch den Reis noch unterstützt wird. Außerdem enthalten Meeresalgen viele Mineralien, die einer Übersäuerung entgegenwirken. Auch das kann man nach einem stressigen Tag gut gebrauchen.

Gemüse

Gemüse sollte, wie in Teil 1 im Kapitel »Nahrungsmittelpyramide« erklärt wurde, den größten Anteil unserer Nahrung ausmachen. Wenn Sie dabei auf das saisonale Angebot achten, ergeben sich im Verlauf des Jahres automatisch immer wieder andere Gerichte.

Beim Gemüse ist es wichtig, auf Abwechslung zu achten. Denn jedes von ihnen enthält neben Kohlehydraten, Vitaminen und Mineralien auch viele sekundäre Pflanzenstoffe. Diese verstecken sich meist in den Farbstoffen. Das könnte durchaus ein Grund dafür sein, warum die Asiaten beim Zusammenstellen von Gemüsen immer sehr auf die verschiedenen Farben achten oder zum Beispiel zu einer Mahlzeit gerne ein Blatt- mit einem Wurzelgemüse kombinieren.

Seit langem wird bei uns die Mittelmeerküche als besonders gesundheitsförderlich angesehen. Aber was macht die Mittelmeerküche aus? Neben dem Olivenöl hauptsächlich die vielen Gemüsesorten in allen möglichen Farben, kombiniert mit reichlich duftenden Kräutern, und die kräftigen Blattsalate.

Gemüse ist außerdem ein echter Schlankmacher. Mit wenig Öl gedünstet, knackig gegart, kann man sich daran ohne Reue richtig satt essen.

Gemüse ist unser Hauptlieferant für Vitamine und Mineralstoffe. Und es ist keineswegs notwendig, das Gemüse roh zu verzehren, um in den Genuss dieser wichtigen Inhaltsstoffe zu kommen. Viele

Beispiele zeigen, dass bestimmte Stoffe erst durch das Kochen für den Körper in einer leicht aufzunehmenden Form zur Verfügung stehen. Wirsing beispielsweise – ein typisches Wintergemüse – enthält roh lediglich eine Vorstufe von Vitamin C, die beim Erhitzen in Vitamin C umgewandelt wird. Ähnlich verhält es sich mit dem Vitamin A, das in gekochten Karotten vom Körper besser aufgenommen werden kann als in Form von Rohkost.

Beim Gemüse kommt es wie bei keinem anderen Nahrungsmittel auf den richtigen Garpunkt an. Am besten erkennt man diesen idealen Garpunkt am Biss und am Geschmack. Es sollte nämlich durchaus noch etwas Biss haben und angenehm süßlich aromatisch schmecken. Ein gutes Beispiel dafür ist Broccoli: Richtig zubereitet schmeckt er sehr lecker. Kocht man ihn schon 2 bis 3 Minuten zu lang, schmeckt er streng und unangenehm nach Kohl und wird sehr weich und matschig.

Viele der hier angeführten Rezepte eignen sich sowohl für eine Beilage als auch, mit entsprechenden Zusätzen, als Hauptgericht. Die meisten Gemüse passen gut zu Reis oder Nudeln und ergeben damit zusammen mit einem kleinen Blattsalat eine komplette vegetarische Mahlzeit für das Abendessen. Man kann einen Teil der Gemüsegerichte auch gut mit einem Spiegelei oder gebratenen Tofuscheiben ergänzen, um eine ausgewogene Mittagsmahlzeit zu erhalten, die uns genügend Eiweiß liefert.

Frühling

Spinat mit Sesamsoße

Zutaten:

150–250 g Spinat pro Person E, Tahin E, Sesamöl E, 2–3 EL Sesamkörner E, Pfeffer M, Salz W, Sojasoße W, Zitronensaft H, Curcuma F

Vorbereitung:

E Sesamkörner: in einer Pfanne trocken rösten
Spinat: waschen und 1 Minute in kochendem Wasser blanchieren, in einem Sieb abtropfen lassen, dann auf einer warmen Platte anrichten

Zubereitung der Soße:

F 5 EL heißes Wasser,
E 1–2 EL Tahin, 1 EL Sesamöl (geröstet),
M etwas Pfeffer,
W Salz, Sojasoße,
H 1 Spritzer Zitronensaft,
F etwas Curcuma
gut vermischen.

Die Soße wird über den noch warmen Spinat gegossen und mit Sesam bestreut serviert.

Die Angaben beziehen sich auf 1–2 Personen. Bei mehreren Portionen werden die Angaben entsprechend vervielfacht.

Abwandlungen:

- Man kann statt Spinat auch Mangold verwenden.
- Verwendet man Radicchio, römischen Salat oder Chicorée, schmeckt das Gericht etwas herber.

Karottengemüse

Zutaten:

ca. 400 g Karotten (Bundmöhren) E, 2 EL Olivenöl E, 1–2 EL Butter E, 1 Bd. Frühlingszwiebeln M, Bio-Orangenschale F

Vorbereitung:

F Orange: Schale mit einem Zestenreißer abreiben
E Karotten: schälen und ganz lassen oder schräg in lange, dünne Stücke schneiden, Karotten im Dampf knackig garen
M Frühlingszwiebeln: schräg in Stücke schneiden, dabei weiße und grüne Teile trennen

Zubereitung:

F In einer heißen Pfanne
E 2 EL Olivenöl erhitzen,
1–2 EL Butter darin aufschäumen lassen,
M den weißen Teil der Frühlingszwiebeln andünsten → E,
E Karotten dazugeben und kurz durchschwenken,

abschmecken mit:

M wenig Pfeffer, Grün der Frühlingszwiebeln,
W etwas Salz, H 1 Spritzer Zitronensaft, F Orangenschale.

Gemüse mit Orangen-Dill-Soße

Zutaten:

3–4 Karotten E, 200 g Champignons E, Pfeilwurzmehl E, 2 Zwiebeln M, 1 TL Ingwer M, Pfeffer M, 1 Bd. Dill M, Salz W, Sojasoße W, 50 g getrocknete Mu-Erh-Pilze W, 150 g Sojasprossen H, Zitronensaft H, Saft von 1–2 Orangen H, Curcuma F, Orangenschale F

Vorbereitung:

F Orange: Schale mit einem Zestenreißer abreiben, dann den Saft auspressen
E Karotten: schälen und in feine Scheiben hobeln
Champignons: putzen und in Scheiben schneiden

M Zwiebeln: achteln
Ingwer: ganz fein hacken
W Mu-Erh-Pilze: in heißem Wasser ½ Stunde einweichen, ausspülen und gegebenenfalls etwas klein schneiden
H Sojasprossen: auf einem Sieb abbrausen

Zubereitung:
F In einem heißen Wok oder einer heißen Pfanne
E 2–3 EL Olivenöl erwärmen,
M Zwiebeln glasig werden lassen → E,
E Karotten und Champignons zugeben und andünsten,
M Ingwer und
W Mu-Erh-Pilze dazugeben,
Salz,
H 1 Spritzer Zitronensaft, Sprossen zugeben und 2 Minuten mitdünsten lassen, mit Orangensaft ablöschen,
F 1 TL Curcuma, Orangenschale,
E mit Pfeilwurzmehl binden,

abschmecken mit:
E Vollrohrzucker, M Pfeffer, viel frischem Dill,
W Salz oder Sojasoße.

Abwandlungen:
- Dieses Gericht lässt sich mit jedem Gemüse (2–3 Sorten) zubereiten, je nach Jahreszeit und Angebot:
- gehobeltes Weißkraut, Karotten, Lauch
- Broccoli, Kohlrabi, roter Paprika
- Fenchel, Karotten, Blumenkohl

Je nach Gemüse können die Kochzeiten etwas unterschiedlich sein.

Karotten-Kohlrabi-Gemüse

Zutaten:

2–3 große Karotten E, 3 EL Olivenöl E, 1 Kohlrabi M, Koriander M, Salz W, Zitronensaft H, ½ Bd. Petersilie H, Paprikapulver F, Pfeilwurzmehl E

Vorbereitung:

H Petersilie: waschen und schneiden
E Karotten: schälen und in Stifte schneiden (Julienne)
M Kohlrabi: schälen und in Stifte schneiden (Julienne)

Zubereitung:

H In einer heißen Pfanne
F 3 EL Olivenöl erwärmen,
E Karotten andünsten,
M Kohlrabi zugeben und mitdünsten,
reichlich Koriander,
W Salz,
H 1 Spritzer Zitronensaft,
F Paprikapulver,
etwas heißes Wasser zugeben und ca. 5 Minuten köcheln lassen,
E mit Pfeilwurzmehl binden,

abschmecken mit:

M Koriander,
W Salz,
H mit Petersilie bestreut servieren.

Indisches Gemüse-Curry

Zutaten:

ca. 500 g gemischtes Gemüse mit ähnlichen Garzeiten (Karotten, grüne Bohnen, Kürbis, Paprika) E, Sesamöl E, ½ kg Kokosflocken E, 1 Knoblauchzehe M, 1 EL Ingwer M, 2–3 Zwiebeln M, Pfeffer M, mildes Currypulver M, Salz W, Zitronensaft H, Curcuma F

Vorbereitung:

E Kokosmilch zubereiten: Die Kokosflocken in einen Topf geben und mit kochendem Wasser (ca. 700 ml) übergießen, bis sie bedeckt sind. Mit einem Pürierstab gut durcharbeiten. Flüssigkeit durch ein feines Sieb abschütten und auspressen (= 1. Pressung). Die ausgepressten Flocken nochmals mit kochendem Wasser (ca. 500 ml) übergießen und gleich behandeln (= 2. Pressung).

E Gemüse: waschen, putzen und in mundgerechte Stücke schneiden

M Zwiebeln: schälen, achteln
Knoblauch: schälen, quetschen
Ingwer: fein hacken

Zubereitung:

F In einem heißen Topf
E 3 EL Sesamöl erwärmen, Gemüse mit
M Zwiebeln, Ingwer und Knoblauch leicht anbraten,
W Salz, H 1 Spritzer Zitronensaft,
F 1 EL Curcuma,
E dünne Kokosmilch aus der 2. Pressung zugeben,
M 1–2 EL Currypulver unterrühren,
20 Minuten köcheln lassen,

abschmecken mit:

W Salz, H Zitronensaft, F Curcuma,
E Kokosmilch der 1. Pressung, ½ TL Vollrohrzucker.

Tipp:

■ Es gibt auch fertige Kokosmilch in Dosen (400-ml-Dose) oder als Instantpulver zu kaufen. Aber die Mühe des Selbermachens lohnt sich, denn die selbst gemachte Kokosmilch schmeckt viel feiner.

Ofenkartoffeln

Zutaten:

2–3 große Kartoffeln E, 2–3 EL Olivenöl E, verschiedene Gewürze, Salz W

Vorbereitung:

E Kartoffeln: gut waschen und bürsten, mit Schale in ca. 1,5 cm dicke Scheiben schneiden
Ein Backblech mit Backpapier auslegen und mit 1 EL Öl bepinseln, Backofen auf 200 °C vorheizen

Zubereitung:

E Kartoffelscheiben aufs Blech legen, mit Öl beträufeln,
M mit verschiedenen Gewürzen bestreuen,
W salzen, 20–30 Minuten im Ofen garen.

Vorschläge zum Würzen:

Rosmarin, Pfeffer, Salz
Kümmel, Zwiebel, Salz
Kreuzkümmel, Curcuma, Salz
Paprikapulver, Thymian, Salz
Majoran, Pfeffer, Salz

Estragon, Pfeffer, Zwiebel, Salz
Koriander, Oregano, Salz

Tipp:

■ Es sieht schön aus, wenn man die Kartoffelscheiben in Reihen legt und jede Reihe mit anderen Gewürzen bestreut.

Grüne Bohnen mit Pilzen und Tomaten

Zutaten:

500 g grüne Bohnen E, 150 g Champignons E, 3 EL Olivenöl E, Pfeilwurzmehl E, 1 Bd. Bohnenkraut M, Pfeffer M, 1 Knoblauchzehe (wahlweise) M, Salz W, 2–3 Tomaten H, ½ Bd. glatte Petersilie H, Thymian F, Paprikapulver F

Vorbereitung:

E Grüne Bohnen: putzen, waschen, in kleine Stücke schneiden und 5 Minuten blanchieren (Bohnenkraut ins Wasser geben) oder 10 Minuten im Dampf garen
Champignons: putzen, in Scheiben schneiden

H Tomaten: mit kochendem Wasser überbrühen, Haut abziehen, in Stücke schneiden, dabei die Kerne entfernen
Petersilie: waschen, grob hacken

Zubereitung:

F In einem heißen Topf
E 3 EL Öl erhitzen,
Champignons anbraten,
blanchierte Bohnen dazugeben und andünsten,
M Pfeffer, Knoblauchzehen gehackt (wahlweise),
W Salz,
H Tomaten,

Sommer

F etwas Paprikapulver, 1 EL Thymian,
1 Tasse heißes Wasser zugeben und 5 Minuten sanft köcheln lassen,

abschmecken mit:

E ½ TL Vollrohrzucker, evtl. mit Pfeilwurzmehl binden,
M Pfeffer, W Salz, H Petersilie ganz am Ende unterheben.

Tipps:

- Dieses Gericht passt sehr gut zu Polenta oder auch zu Ofenkartoffeln.
- Wenn Sie gleich die doppelte Menge Bohnen blanchieren, können Sie den Bohnensalat von Seite 168 auch gleich ausprobieren.

Drei-Farben-Gemüse

Zutaten:

750 g frische Erbsen E, 3 Karotten E, 2 EL Olivenöl E, 1–2 EL Butter E, Pfeilwurzmehl E, 1 Kohlrabi M, Pfeffer M, Muskat M, Salz W, Zitronensaft H, ½ Bd. Petersilie H, Bockshornkleesamen F

Vorbereitung:

E Karotten: schälen, in Scheiben schneiden
Erbsen: auspalen
M Kohlrabi: schälen, in Stifte schneiden
H Petersilie: waschen und grob hacken

Zubereitung:

F In einem heißen Topf
E 2 EL Olivenöl erwärmen,
Karotten und Erbsen anschwitzen,

M Kohlrabi zugeben,
würzen mit Pfeffer,
W Salz,
H 1 Spritzer Zitronensaft,
F etwas Bockshornkleesamen,
½ Tasse heißes Wasser zugießen und ca. 10 Minuten köcheln lassen,

abschmecken mit:
E binden mit Pfeilwurzmehl, 1–2 EL Butter verfeinern,
M Muskat, W Salz, H Petersilie am Ende unterheben.

Kurz gebratenes Sommergemüse

Zutaten:
je 250 g weißer und grüner Spargel E, 1 roter Paprika E, Vollrohrzucker E, 1 Zwiebel M, Pfeffer M, Salz W, Zitronensaft H, Balsamessig H, ½ Bd. Petersilie H, Paprikapulver F, Schale von ½ Orange F

Vorbereitung:
E Spargel: schälen und schräg in ½ cm dicke Scheibchen schneiden
Paprika: putzen, waschen, in kleine Stücke schneiden
M Zwiebel: schälen, achteln
H Petersilie: waschen, grob hacken
F Orange: Schale mit Zestenreißer abreiben

Zubereitung:
F In einer heißen Pfanne
E Öl erwärmen,
M Zwiebel glasig werden lassen → E,

E weiße und grüne Spargelscheibchen anbraten,
nach einigen Minuten Paprika zugeben,
M etwas Pfeffer,
W Salz,
H etwas Zitronensaft,
F etwas Paprikapulver,
etwas heißes Wasser zugeben,
unter Rühren ca. 5 Minuten dünsten,

abschmecken mit:

E ½–1 TL Vollrohrzucker, M Pfeffer, W Salz oder Sojasoße,
H Petersilie, 1 TL Balsamessig, F Orangenschale.

Sommer

Tipps:

■ Dieses Gericht lässt sich mit jedem Gemüse (2–3 Sorten) zubereiten, je nach Angebot.

■ Schön ist es, wenn man auf die Farben achtet, damit es möglichst bunt aussieht.

Pasta Verde

Zutaten:

Frische Erbsen 750 g E, 1 Zucchini E, ein großer Bd. Estragon E, Olivenöl E, 1 Zwiebel M, Pfeffer M, Muskat M, Salz W, 3–4 Tomaten H, 2 EL Crème fraîche H, 1 Glas Weißwein H, Paprikapulver F, Hartweizennudeln, Schmetterlinge passen am besten H

Vorbereitung:

H Tomaten: überbrühen, häuten, Kerne entfernen und fein würfeln
F Estragon: waschen, Blättchen von den Stielen zupfen
E Erbsen: auspalen

E Zucchini: waschen und in kleine Würfel schneiden
M Zwiebel: schälen und in ganz feine Würfel schneiden

Zubereitung:
H Nudeln
F in kochendes Wasser (leicht gesalzen) geben und bissfest garen.

In der Zwischenzeit:
F In einer heißen Pfanne
E Öl erwärmen,
M Zwiebeln glasig braten → E,
E Erbsen und Zucchini anschwitzen, Estragon zugeben,
M Pfeffer,
W Salz,
H mit einem Glas Weißwein ablöschen und ca. 8 Minuten köcheln lassen, ganz zum Schluss die Tomaten zugeben,

abschmecken mit:
H 2 EL Crème fraîche, F Paprikapulver, etwas heißes Wasser,
E mit Pfeilwurzmehl andicken, M Pfeffer, Muskat, W Salz.

Die Nudeln mit der Soße gemischt servieren.

Gemüsepäckchen vom Grill

Zutaten:
2–3 Kartoffeln E, 1 Zucchini E, 1 roter Paprika E, 150 g Champignons E, 3–4 EL Olivenöl E, 1 Zwiebel M, Pfeffer M, Salz W, 2 Tomaten H, Zitronensaft H, 1 EL frischer Thymian F, 1 EL Oregano F, 4 Zweige Rosmarin F, 4 kleine Zweige Salbei F, außerdem: reißfeste Alufolie

Vorbereitung:

E Kartoffeln: schälen, in kleine Würfel schneiden
Zucchini: putzen, waschen, in Würfel schneiden
Paprika: putzen, waschen, in Streifen schneiden
Champignons: putzen, in Scheiben schneiden

M Zwiebel: schälen, fein hacken

H Tomaten: überbrühen, häuten, würfeln

F Kräuter: waschen

Zubereitung:

E Kartoffeln, Champignons, Zucchini und Paprika in eine Schüssel geben und mit 3–4 EL Olivenöl,

M Zwiebeln, Pfeffer,

W Salz,

H Tomaten,
2 Spritzern Zitronensaft,

F Kräutern mischen.

4 Stücke Alufolie ausbreiten und das Gemüsegemisch darauf verteilen. Die Alufolie über dem Gemüse nach oben zusammenklappen und wie Säckchen formen und gut verschließen.
Diese Gemüsepäckchen werden auf dem Grill gegart, 20–30 Minuten je nach Hitze. Sie können die Gemüsepäckchen natürlich auch im Backofen bei 180 °C 35 Minuten garen.

Tipps:

- Durch Verwendung von Petersilie, Basilikum und Schnittlauch bekommt das Gemüse eine ganz andere Note.
- Wichtig ist auf jeden Fall, reichlich Kräuter zu verwenden.

Wirsing mit Nüssen

Zutaten:

1 mittelgroßer Wirsing E, 4–5 EL gehackte Haselnüsse E, 2–3 EL Olivenöl E, 2 EL Butter E, 1 Zwiebel M, Pfeffer M, Salz W, Zitronensaft H

Vorbereitung:

E Wirsing: putzen, vierteln, in feine Streifen schneiden, 5 Minuten blanchieren

M Zwiebel: schälen, in Würfel schneiden

Zubereitung:

F In einer heißen Pfanne

E 2–3 EL Olivenöl erwärmen,

M Zwiebel anbraten → E,

E Wirsing zugeben und andünsten (nicht braun werden lassen),

M Pfeffer, W Salz,

H 1 Spritzer Zitronensaft,

F etwas heißes Wasser oder Kochbrühe (wenn ungesalzen) zugeben,

E Haselnüsse und
2 EL Butter untermischen, kurz durchziehen lassen.

Tipps:

▪ Wenn Sie den Wirsing in Wasser ohne Salz blanchieren, kann man die Brühe gut zum Kochen verwenden, trinken oder als Basis für eine Suppe am nächsten Tag verwenden.

▪ Auf diese Weise kann man auch andere Gemüse (Spinat, Mangold, Chinakohl, Weißkraut, Broccoli, Zucchini) als schnelle Beilage zubereiten.

Karotten-Chinakohl-Gemüse

Zutaten:

ca. 300 g Karotten E, 1 mittelgroßer Chinakohl E, 4 Schalotten M, 2–3 EL Olivenöl E, 1 EL Ingwer M, Pfeffer M, Salz W, Zitronensaft H, ½ Bd. Petersilie H oder Schnittlauch M, Bockshornkleesamen F

Vorbereitung:

E Karotten: schälen, in sehr feine Stifte (Julienne) hobeln
Chinakohl: die äußeren Blätter abnehmen, in Streifen schneiden (feste weiße Teile und weiche grüne Teile trennen)

M Schalotten: schälen, achteln

Zubereitung:

F In einer heißen Pfanne

E 2–3 EL Olivenöl erwärmen,

M Ingwer, Schalotten anschwitzen,

W ½ TL Salz,

H 1 Spritzer Zitronensaft,

F Bockshornkleesamen,

E Karotten und weiße Teile des Chinakohls andünsten,
kurz einen Deckel auflegen und etwas Flüssigkeit ziehen lassen, eventuell muss man etwas heißes Wasser zugeben, am Ende den grünen Teil des Chinakohls unterheben und noch 1–2 Minuten köcheln lassen,

abschmecken mit:

M Pfeffer, W Sojasoße, Salz, H Zitrone,
F Bockshornkleesamen, E mit Pfeilwurzmehl binden,
H mit Petersilie oder M Schnittlauch bestreut servieren.

Champignons in Mandelsoße

Zutaten:

500 g Champignons E, 2 EL Olivenöl E, Mandelmus E, 4 EL Mandelblättchen E, 1 Bd. Schnittlauch M, Pfeffer M, Salz W, Zitronensaft H, 1 Bd. Petersilie H, Paprikapulver F

Vorbereitung:

E Champignons: putzen, vierteln oder halbieren (je nach Größe)
Mandelblättchen: in einer Pfanne unter ständigem Rühren leicht bräunen

M Schnittlauch: waschen, fein hacken

H Petersilie: waschen, fein hacken

Zubereitung:

F In einer heißen Pfanne

E 2 EL Olivenöl erwärmen,
Champignons andünsten,

M Schnittlauch, Pfeffer,

W Salz,

H 1 Spritzer Zitronensaft,
Petersilie,

F etwas Paprikapulver zugeben,
Deckel auflegen und 5 Minuten dünsten. Die Pilze sollen etwas Wasser ziehen,

E 6 EL Mandelmus mit 6 EL heißem Wasser verrühren und zu den Champignons geben, kurz durchkochen,

abschmecken mit:

M Pfeffer, Muskat, W Sojasoße, H Zitronensaft,

E mit Mandelblättchen bestreut servieren.

Karotten-Fenchel-Gemüse

Zutaten:

350 g Karotten E, 1–2 Fenchelknollen E, Olivenöl E, 1 Zwiebel M, Pfeffer M, ½ Bd. Dill M, Salz W, Sojasoße W, Zitronensaft H, Paprikapulver F

Vorbereitung:

E Karotten: schälen, in feine Scheiben hobeln
Fenchel: putzen, in dünne Streifen schneiden

M Zwiebel: schälen, achteln
Dill: waschen, grob hacken

Zubereitung:

F In einer heißen Pfanne
E 3 EL Olivenöl erwärmen,
M Zwiebel glasig dünsten → E,
E Karotten und Fenchel andünsten,
M etwas Pfeffer,
W Salz,
H 1 Spritzer Zitronensaft,
F Paprikapulver,
etwas heißes Wasser zugeben und ca. 5 Minuten köcheln,
E mit Pfeilwurzmehl binden,

abschmecken mit:

E Vollrohrzucker, M Pfeffer, frischem Dill,
W Salz oder Sojasoße.

Pastinakenpüree

Zutaten:

500–600 g Pastinaken F, 2 Kartoffeln E, 2 EL Butter E, Kümmel M, Pfeffer M, Muskat M, Salz W, Zitronensaft H, Bockshornkleesamen F

Vorbereitung:

F Pastinaken: schälen, in Stücke schneiden
E Kartoffeln: schälen, in Stücke schneiden

Zubereitung:

F In einem Topf ½ l Wasser erhitzen,
E Pastinaken und Kartoffeln hineingeben,
M etwas Kümmel,
W Salz,
ca. 20 Minuten kochen lassen,
das weiche Gemüse stampfen oder pürieren,

abschmecken mit:

H 1 Spritzer Zitronensaft,
F Bockshornkleesamen,
E 2 EL Butter,
M Pfeffer, Muskat, W Salz.

Abwandlungen:

■ Schmeckt auch sehr gut, wenn man am Ende sehr viel glatte Petersilie oder Selleriegrün (fein gehackt) untermischt.

■ Wenn man weniger Wasser zum Kochen verwendet, kann man am Ende Sojamilch zum Pürieren zugeben.

Tipp für Püree:

■ Am Ende der Garzeit das Kochwasser abschütten – aber auffangen –, nach dem Stampfen/Pürieren kann man dann so viel davon zugeben, bis die richtige Konsistenz erreicht ist. Wenn mehr Flüssigkeit benötigt wird, verwendet man heißes Wasser oder Sojamilch.

Information:

■ Pastinaken sind ein sehr altes Wintergemüse. Sie schmecken leicht süßlich und haben ein intensives Aroma – also ideal, um die Milz zu stärken.

Kartoffel-Curry

Zutaten:

800 g kleine fest kochende Salatkartoffeln E, Kokosmilch E, 2 EL Ingwer M, 2 Knoblauchzehen M, 3 Zwiebeln M, mildes Currypulver M, Kreuzkümmel M, Pfeffer M, Salz W, 1 Limette H, Curcuma F

Vorbereitung:

E Kartoffeln: waschen und gut bürsten, sie werden ganz mit der Schale verwendet
Kokosmilch: s. Rezept »Indisches Gemüse-Curry«, Seite 141

M Zwiebeln: schälen, achteln
Knoblauch: schälen; Ingwer: schälen, fein hacken

H Limette: rundherum vier Kappen abschneiden, so dass in der Mitte ein viereckiger Strunk übrig bleibt; den Saft aus allen 5 Teilen herauspressen

Zubereitung:

F In einem Topf ½ l Wasser erhitzen,

E Kartoffeln hineingeben,
dünnen Teil der Kokosmilch (2. Pressung) dazugeben,

M Zwiebeln, Knoblauch, Ingwer,
1–2 EL Currypulver, 1–2 TL Kreuzkümmel, etwas Pfeffer,
W 1 TL Salz,
auf kleiner Flamme ca. 30 Minuten kochen,

abschmecken mit:
W Salz, H Limettensaft, F Bockshornkleesamen,
E dickem Teil der Kokosmilch (1. Pressung), 1 TL Vollrohrzucker.

Abwandlung:
■ Man kann statt Kartoffeln auch Süßkartoffeln verwenden. Diese werden geschält, in Stücke geschnitten und nur 15 Minuten gekocht.

Tipps:
■ Man isst das Kartoffel-Curry zu Reis, denn in den asiatischen Ländern wird die Kartoffel als Gemüse angesehen. Dazu passt dann der Rote-Bete-Salat sehr gut.
■ Sehr gut passt auch gedünsteter Fisch dazu.

Kürbispüree

Zutaten:
1 mittelgroßer Hokaidokürbis E, 2–3 EL Butter E, Pfeffer M, Muskat M, Salz W, Zitronensaft H, Paprikapulver F, Thymian F

Vorbereitung:
E Kürbis: waschen und bürsten, denn man kann die Schale mitverwenden,
Kürbis dann halbieren, mit einem Löffel die Kerne und Fasern herauskratzen, in Stücke schneiden

Zubereitung:

F In einem Topf ½ l Wasser erwärmen,
E Kürbis hineingeben,
M etwas Pfeffer,
W wenig Salz,
ca. 20 Minuten leicht kochen lassen,
stampfen oder pürieren,

abschmecken mit:

H 1 Spritzer Zitronensaft,
F ½ TL Thymian (fein zerrieben),
Paprikapulver,
E 2–3 EL Butter,
M Pfeffer, Muskat,
W Salz.

Tipps:

■ Ein solches Püree kann man auch aus anderen Wurzelgemüsen zubereiten, wie zum Beispiel Karotten, Pastinaken, Rüben, Süßkartoffeln usw.

■ Auch ein Gemisch von Gemüsen schmeckt sehr gut, z. B. Kartoffel, Pastinake, Petersilienwurzel oder Sellerie und Kartoffel.

■ Reste können mit Wasser oder Brühe aufgefüllt werden und ergeben so am nächsten Tag eine prima Suppe, die man entweder mit frischen Kräutern oder gerösteten Sonnenblumenkernen bestreut.

Bauernpfanne

Zutaten:

4–6 gekochte Kartoffeln **E**, 150 g Champignons **E**, 3 Eier **E**, 3 EL Olivenöl **E**, 1 rote Zwiebel **M**, ½ Stange Lauch **M**, Pfeffer **M**, Salz **W**, 2 Gewürzgurken **H**, ½ Bd. Petersilie **H**, Paprikapulver **F**

Vorbereitung:

E Kartoffeln: als Pellkartoffeln kochen (man kann auch gut Reste von gekochten Kartoffeln vom Vortag verwenden), schälen, in Scheiben schneiden
Champignons: putzen, in Scheiben schneiden
Eier: verquirlen, mit etwas Pfeffer und Salz würzen

M Zwiebel: schälen, halbieren, in Scheiben schneiden
Lauch: putzen, waschen, schräg in feine Ringe schneiden

H Gewürzgurken: in kleine Würfel schneiden
Petersilie: waschen, fein hacken

Zubereitung:

F In einer heißen Pfanne
E Olivenöl erwärmen,
M Zwiebel glasig braten → **E**,
E Champignons anbraten,
Kartoffeln zugeben,
M Lauch mit untermischen, etwas Pfeffer,
W etwas Salz,
gut durchmischen und Deckel auflegen, bei mittlerer Temperatur 5–10 Minuten braten, dabei öfter umrühren, damit es nicht anbrennt,
H Gewürzgurken zugeben,
F Paprikapulver,
E verquirlte Eier darüber geben und stocken lassen,

abschmecken mit:

M Pfeffer,

W Salz,

H mit Petersilie bestreut servieren.

Tipp:

■ Zusammen mit einer Portion Feldsalat oder Rote-Bete-Salat haben Sie ein leichtes Abendessen.

Weißkohl nach Sechuanart

Zutaten:

1 mittelgroßer Weißkohl E, 2 – 3 EL Olivenöl E, 1 Zwiebel M, 1 TL Sechuan-Pfeffer M, Salz W, Zitronensaft H, Paprikapulver H, Sojasoße W

Vorbereitung:

E Weißkohl: die äußeren Blätter entfernen, vierteln, die äußeren zwei Drittel der Blätter abbrechen und in briefmarkengroße Stücke schneiden, den inneren Teil für Gemüsesuppe oder gehobelt für ein Pfannengericht verwenden

M Zwiebel: schälen, halbieren, in Scheiben schneiden

Zubereitung:

F In einer heißen Pfanne

E Olivenöl erwärmen,

M Sechuan-Pfeffer (ganze Körner) im Öl etwas anbraten, Zwiebel mitbraten,

W etwas Salz,

H 1 Spritzer Zitronensaft,

F Paprikapulver,

E Weißkraut zugeben und gut untermengen,
eventuell etwas heißes Wasser zugeben,
Deckel auflegen und 5–10 Minuten köcheln lassen,

abschmecken mit:

M Pfeffer,
W Salz und Sojasoße,
H Zitronensaft,
F Paprikapulver,
E wenig Vollrohrzucker,
eventuell andicken mit Pfeilwurzmehl.

Gebratener Federkohl (Grünkohl)

Beim Kauf darauf achten, dass man möglichst junge, nicht zu große Blätter bekommt.

Zutaten:

1 kg Grünkohl E, 2 EL Olivenöl E, 1–2 EL Butter E, Vollrohrzucker E, 1–2 Zwiebeln M, Pfeffer M, Salz W, Zitronensaft H, Zitronenschale F

Vorbereitung:

E Kohl: Stiele entfernen, waschen, in feine Streifen schneiden und 5–10 Minuten blanchieren (ohne Salz) → man kann die Brühe dann gut trinken!
F Zitronenschale: mit einem Zestenreißer abreiben

Zubereitung:

F In einem heißen Wok
E Olivenöl erwärmen,
M Zwiebel anbraten → E,

E Federkohl zugeben und andünsten (nicht braun werden lassen),
M Pfeffer,
W Salz,
H 1 Spritzer Zitronensaft,
F abgeriebene Zitronenschale, etwas Kochwasser zugeben und einige Minuten köcheln lassen,
E mit Butter verfeinern,

abschmecken mit:
E Vollrohrzucker, M Muskat, W Salz, H Zitronensaft.

Tipp:
■ Grünkohl ist eine absolute Vitamin-C-Bombe und sollte im Winter regelmäßig gegessen werden.

Salate

Sie finden in diesem Buch zwei Arten von Salat: Blattsalat und Salat aus gekochtem Gemüse. Abgesehen von einem Rezept für Gurkensalat werden Sie Rohkostsalate vergeblich suchen – also Salate aus rohem Gemüse wie zum Beispiel Karotten, Paprika, Chinakohl, Kohlrabi, Weißkohl usw. –, denn in der chinesischen Ernährungslehre gilt Rohkost als schwer verdaulich, unbekömmlich, abkühlend und daher für die Milz schwächend.
Warum aber sind bei uns gerade die Rohkostsalate so beliebt – warum gelten sie fast als Inbegriff gesunder Ernährung?
Ich möchte hier nur einige Behauptungen aufführen, mit denen ich in meiner Praxis als Ernährungsberaterin immer wieder konfrontiert werde:

■ **Rohes Gemüse enthält viele Vitamine.**
⇨ Stimmt. Aber nur die Vitamine, die der Körper wirklich auf-

nehmen kann, kommen ihm zugute. Wer nach einer großen Rohkostplatte am nächsten Tag unverdaute Nahrung im Stuhl findet, kann davon ausgehen, dass sein Körper diese Vitamine nicht aufnehmen konnte. »Nicht das, was wir essen, ist entscheidend, sondern das, was wir verdauen können.« Außerdem sind auch in schonend gegartem Gemüse noch reichlich Vitamine enthalten. Und wer kann denn wirklich genau beweisen, dass diese nicht ausreichen?

■ **Viele Menschen lieben das feste, knackige Gemüse, weil sie dann so richtig zubeißen können.**

⇨ Das feste Zubeißen ist eine Möglichkeit, innere Spannungen abzubauen und die eigene Aggressivität auszuleben. Hier liegt das gleiche Prinzip zugrunde wie beim Nägelkauen. Als Alternativen mit reichlich Biss bieten sich geröstete Nüsse und Mandeln oder auch 4 bis 5 Tage altes Brot an. Auch das Bestreuen von Blattsalaten oder knackig gegartem Gemüse mit Sonnenblumen- und Kürbiskernen bewirkt, dass man richtig zubeißen und kauen kann.

■ **Rohkost ist kalorienarm und macht nicht dick.**

⇨ Ob ich Karotten roh verzehre oder gekocht – die Kalorienzahl ändert sich natürlich nicht. Gekochtes Gemüse ist ein Schlankmacher, wenn man dicke Sahnetunken und Käsekrusten durch leichte Soßen mit vielen frischen Kräutern und interessanten Gewürzen ersetzt.

■ **Rohkost ist saftig und schmeckt frisch.**

⇨ Stimmt. Damit befriedigen wir in unserer hektischen und hitzigen Zeit ein Bedürfnis nach Kühlung und Beruhigung. Leider wird dabei aber auch die Milz – also unser Verdauungsfeuer – abgekühlt. Saftige Salate aus gekochtem Gemüse und gedünstetes Obst liefern uns ebenso die nötige Erfrischung, ohne der Milz zu schaden.

Die chinesische Ernährungslehre weiß aber sehr wohl, dass unser Körper geringe Mengen rohe – ungekochte – Nahrung braucht.
Die Blattsalate als kleine Beilagen sind gut geeignet. Mit frischen Kräutern und einem Dressing aus Öl und unpasteurisiertem Essig liefern sie uns genau die verdauungsfördernden Enzyme und Vitalstoffe, die wir brauchen.
Die Salatrezepte sind im Wesentlichen so zusammengestellt, wie die Zutaten in den jeweiligen Jahreszeiten angeboten werden. Ich lehne es ab, im Winter teure Erdbeeren aus Ägypten und Kopfsalat aus Marokko zu kaufen. Allerdings leiste ich mir auch im Winter den Luxus von frischen Kräutern.
Viele der Gemüsesalate sind wunderbar zum Mitnehmen als Mittagsmahlzeit am Arbeitsplatz geeignet, denn sie können gut kalt gegessen werden. Sie finden bei den entsprechenden Rezepten jeweils einen Hinweis.
Das A und O guter Salate ist das Dressing. Wie Sie bei meinen Rezepten sehen werden, ist die Basis immer Essig und Öl. Und gerade bei Essig und Öl kommt es auf die Qualität an. Sie finden in Teil 2 dieses Buches daher ein eigenes Kapitel über diese wichtigen Zutaten einer guten Küche.

Frühling

Kräutersalat

Zutaten:

1 Bd. glatte Petersilie H, 1 Bd. Rucola F, 1 Löwenzahn F, 1 Radicchio F, 1 Bd. Basilikum, wenn möglich rotes F, 2 Eier E, 1 Bd. Dill M, 1 Bd. Schnittlauch M, 2–3 EL Olivenöl E, Pfeffer M, Salz W, 2 EL Balsamessig H, Paprikapulver F

Vorbereitung:

Salat und alle Kräuter: waschen und gut trocken schütteln
Eier: in kochendes Wasser geben und 10 Minuten kochen

Zubereitung:

E 2–3 EL Olivenöl,
M etwas Pfeffer,
W 1 TL Salz,
H 2 EL Balsamessig
F etwas Paprikapulver, 3 EL heißes Wasser,
Zutaten in der angegebenen Reihenfolge gut verrühren,
Salatsoße über die Kräuter geben, kurz mischen,
mit gehacktem Ei bestreut auf Radicchioblättern anrichten.

Abwandlungen:

Man kann auch andere Kräuter mitverwenden:

- kleine Mengen Salbei oder Beifuß
- Borretsch
- Sauerampfer
- Pimpernelle
- Brunnenkresse

Broccoli-Blumenkohl-Salat

Zutaten:

2 kleine Broccoli E, 1 kleiner Blumenkohl E, 2 Eier E, 2 EL Olivenöl E, 1 Bd. Schnittlauch oder Knoblauchschnittlauch M, 5 Nelken M, Currypulver M, Kreuzkümmel M, 2 Lorbeerblätter M, 1 TL scharfer Senf M, Salz W, 2 EL Weißweinessig H, Bockshornkleesamen F, 1 TL Vollrohrzucker E, 3 EL Kokosflocken E

Vorbereitung:

E Broccoli und Blumenkohl: putzen, waschen und in Röschen teilen, im Dampf bissfest garen, in das Wasser 2 Lorbeerblätter und 5 Nelken geben, dann mit kaltem Wasser abschrecken
Eier: in kochendes Wasser geben und 10 Minuten kochen
Kokosflocken: in der Pfanne ohne Fett goldgelb rösten

M Schnittlauch: waschen und klein schneiden

Zubereitung:

E Olivenöl,
M 1 EL Currypulver, 1 TL Kreuzkümmel, 1 TL scharfer Senf,
W Salz, H Weißweinessig,
F Bockshornkleesamen, 1 Tasse Kochwasser,
E 1 TL Vollrohrzucker,
klein gehackte Eier zu einer Soße verrühren und mit dem noch lauwarmen Gemüse und dem Schnittlauch mischen. Der Salat kann dann 1–2 Stunden ziehen. Mit gerösteten Kokosflocken bestreut servieren.

Tipps:

- Dieser Salat ist sehr gut geeignet zum Mitnehmen.
- Mit ein paar Löffeln gekochtem Reis und einigen Scheiben Putenbrust oder Sojaaufschnitt wird daraus ein vollständiges Mittagessen.

Bunter Frühlingssalat

Zutaten:

Verschiedene möglichst bittere Blattsalate (Löwenzahn, Radicchio, Chicorée) F, 2 EL Olivenöl E, ½ TL Vollrohrzucker E, ½ TL Senfkörner M, 1 Bd. Dill M, 1 Kästchen Kresse M, Salz W, 1 EL Weißweinessig H, 1 Orange H, 1 Grapefruit H, Paprikapulver F

Vorbereitung:

Salate: waschen, klein zupfen
Dill: waschen und klein schneiden
Kresse: mit der Schere »ernten«
Orange und Grapefruit: wie einen Apfel schälen und filetieren, Orangensaft auffangen

Zubereitung:

E 2 EL Olivenöl,
M gemahlener Senf,
W 1 TL Salz,
H 1 EL Weißweinessig, Orangensaft,
F etwas Paprikapulver, 2 EL heißes Wasser,
E ½ TL Vollrohrzucker,
alle Zutaten in der angegebenen Reihenfolge gut verrühren und über den gemischten Salat, das Obst und die Kräuter geben, vorsichtig mischen.

Spargelsalat

Zutaten:

1 kg Spargel E, 3 EL Sonnenblumenöl E, 2 Msp. Vollrohrzucker E, 1 TL Butter E, 2 Eier E, Pfeffer M, 1 Bd. Schnittlauch M, Salz W, 1–2 EL Weißweinessig H, Bockshornkleesamen F, 1 Spritzer Zitronensaft H

Vorbereitung:

E Spargel: schälen, in 4–5 cm lange Stücke schneiden
Eier: in kochendes Wasser geben,
10 Minuten kochen, kalt abschrecken und
klein hacken
M Schnittlauch: waschen, klein schneiden

Zubereitung:

F 350 ml Wasser zum Kochen bringen,
E 1 Msp. Vollrohrzucker,
M wenig Pfeffer,
W etwas Salz,
H 1 Spritzer Zitronensaft,
F wenig Bockshornkleesamen,
E 1 TL Butter,
Spargel ins kochende Wasser geben, 12 Minuten sanft kochen lassen, Spargel in ein Sieb geben, Kochwasser auffangen.

Salatsoße:

E 3 EL Sonnenblumenöl,
M etwas Pfeffer,
W ½ TL Salz,
H 1–2 EL Weißweinessig,
F etwas Bockshornkleesamen, 5 EL Kochwasser,
E 1 Msp. Vollrohrzucker zu einer Soße verrühren.

Den Spargel mit dem Ei, dem Schnittlauch und der Soße mischen.

Tipps:

- Dieser Salat eignet sich hervorragend zum Mitnehmen. Mit etwas gekochtem Schinken und ein paar Reisbällchen wird daraus ein komplettes Mittagessen.
- Das Kochwasser kann man sehr gut als Brühe trinken, wenn man es nicht zu stark salzt.

Rucola-Löwenzahn-Salat

Zutaten:

Je 150 g Rauke (Rucola) und Löwenzahn **F**, 2 EL Sesamöl **E**, ½ TL Vollrohrzucker **E**, 1–2 Frühlingszwiebeln **M**, rosa Pfeffer **M**, Salz **W**, 2 EL Weißweinessig **H**

Vorbereitung:

F Salat: putzen, waschen und grob zerteilen

M Frühlingszwiebeln: putzen, waschen und schräg in feine Ringe schneiden

Zubereitung:

E 2 EL Sesamöl,

M 2 TL rosa Pfeffer, grob im Mörser gemahlen,

W 1 TL Salz,

H 2 EL Weißweinessig,

F etwas Paprikapulver, 2 EL heißes Wasser,

E ½ TL Vollrohrzucker zu einer Soße rühren, über den Salat und die Frühlingszwiebeln geben, vorsichtig mischen.

Sommer

Gurken-Gemüse-Salat

Zutaten:

1 kleine Salatgurke **E**, 1 Kohlrabi **E**, 3 EL Sesamöl **E**, Vollrohrzucker **E**, Chilipulver **M**, Salz **W**, 1 EL Sojasoße **W**, 1–2 EL Weißweinessig **H**, Paprikapulver **F**

Vorbereitung:

E Salatgurke: schälen, entkernen und in feine Streifen schneiden, Gurkenstreifen salzen, 5 Minuten ziehen lassen, auspressen Kohlrabi: schälen, in Julienne (sehr feine Streifen) schneiden, kurz in wenig Wasser bissfest kochen, Kochwasser auffangen

Zubereitung:

E 3 EL Sesamöl,
M etwas Chilipulver, W ½ TL Salz, 1 EL Sojasoße,
H 1–2 EL Weißweinessig,
F etwas Paprikapulver, 5 EL Kochwasser,
E 1 TL Vollrohrzucker, Zutaten zu einer Soße verrühren, den Salat kurz vor dem Servieren mit der Soße mischen.

Abwandlungen:

- Frühlingszwiebel schräg in feine Ringe schneiden und unter den Salat mischen.
- Probieren Sie für diesen Salat einmal geröstetes Sesamöl aus (gibt es in Asia-Läden zu kaufen).

Warmer Bohnensalat mit Koriander

Zutaten:

500 g grüne Bohnen E, 2–3 EL Olivenöl E, 1 Bd. Bohnenkraut M, 1 TL scharfer Senf M, Korianderkörner M, Koriandergrün M, Pfeffer M, 1 kleine, rote Zwiebel M, Salz W, 2 Zitronen H, 1 EL Rotweinessig H, Paprikapulver F

Vorbereitung:

E Bohnen: waschen, Kuppen abschneiden, in 3 cm lange Stücke schneiden, in wenig Wasser mit Bohnenkraut und etwas Salz bissfest kochen, abgießen, Brühe auffangen

M Koriander: waschen und Blätter abzupfen
rote Zwiebel: schälen und auf dem Gemüsehobel in sehr dünne Ringe schneiden
H Zitronen: schälen wie einen Apfel, filetieren

Zubereitung:

E 2–3 EL Olivenöl,
M 1 TL Koriander, grob gemahlen, 1 TL scharfer Senf, etwas Pfeffer,
W 1 TL Salz,
H 1 EL Rotweinessig,
F 1 große Tasse Kochbrühe,
etwas Paprikapulver,
E 1 TL Vollrohrzucker,
Zutaten in der angegebenen Reihenfolge gut verrühren, Bohnen lauwarm mit den Zitronenfilets, den Zwiebelringen und der Salatsoße mischen, 1 Stunde ziehen lassen, vor dem Servieren mit Koriandergrün mischen.

Sommer

Sommersalat mit Früchten

Zutaten:

½ Friséesalat F, ½ dunkler Eichblattsalat F, ½ Rucola F, 2 EL Olivenöl E, 3 große Champignons E, 2 Pfirsiche E, ½ Bd. Dill M, ½ Bd. Schnittlauch M, Pfeffer M, Salz W, 1 EL Weißweinessig H, ½ Bd. Petersilie H, 10 Erdbeeren H, Paprikapulver F

Vorbereitung:

Blattsalate: waschen, klein zupfen
Kräuter: waschen, schneiden
Champignons: putzen, in dünne Scheiben schneiden
Erdbeeren: waschen, Stiele entfernen, halbieren
Pfirsiche: waschen, in Spalten schneiden

Zubereitung der Salatsoße:

E 2 EL Olivenöl,

M etwas Pfeffer,

W 1 TL Salz,

H 1 EL Weißweinessig,

F etwas Paprikapulver, 2 EL heißes Wasser,

E ½ TL Vollrohrzucker,

Zutaten für die Soße in der angegebenen Reihenfolge gut verrühren. Die Zutaten für den Salat in eine große Schüssel geben, Soße darübergeben und vorsichtig mischen.

Abwandlungen:

- Den Salat mit gerösteten Sonnenblumenkernen oder Kürbiskernen bestreut servieren; dann ist es toll, wenn man auch 1 EL Kürbiskernöl oder Sonnenblumenöl verwendet.
- Man kann auch andere Früchte verwenden (Aprikosen, Johannisbeeren, Brombeeren, Honigmelone).

Gurkensalat mit rosa Pfeffer

Zutaten:

1 Salatgurke E, 3 EL Olivenöl E, Vollrohrzucker E, 2 EL rosa Pfeffer M, 1 Bd. Dill M, Salz W, 1–2 EL Weißweinessig H, Paprikapulver F

Vorbereitung:

E Salatgurke: schälen, in feine Scheibchen hobeln

M Dill: waschen, klein schneiden

rosa Pfeffer: trocken rösten, im Mörser grob zerstoßen

Zubereitung:
E 3 EL Olivenöl,
M 1 EL rosa Pfeffer,
W 1 TL Salz,
H 1–2 EL Weißweinessig,
F etwas Paprikapulver,
E 1 TL Vollrohrzucker, Zutaten für die Soße gut verrühren, Gurkenscheiben mit Dill und der Salatsoße mischen, vor dem Servieren mit dem restlichen rosa Pfeffer bestreuen.

Italienischer Salat

Zutaten:
1 dunkler Eichblattsalat F, 1 Radicchio F, 1 Bd. Rucola F, 1 Bd. Basilikum F, 3 EL Olivenöl E, Vollrohrzucker E, 2 Eier E, Pfeffer M, 1 Bd. Schnittlauch M, Salz W, 100 g hauchdünne Salamischeibchen W, 2 EL Balsamessig H, Paprikapulver F

Vorbereitung:
Salat: waschen, in Stücke zupfen
Kräuter: waschen, klein schneiden
Eier: in kochendes Wasser geben, 10 Minuten kochen lassen, kalt abschrecken, schälen, in Scheiben schneiden

Zubereitung:
E 3 EL Olivenöl, M etwas Pfeffer, W 1 TL Salz,
H 2 EL Balsamessig,
F etwas Paprikapulver,
E 1 Msp. Vollrohrzucker,
aus diesen Zutaten eine Salatsoße anrühren; Salat, Kräuter, Salamischeibchen und Eier in eine große Schüssel geben, Salatsoße darübergießen und vorsichtig mischen.

Abwandlungen:

- ½ Bd. Radieschen, auf dem Gemüsehobel in ganz feine Scheibchen geschnitten, untermischen
- halbierte Cocktailtomaten zugeben
- Statt der Salami kann man auch Thunfisch aus der Dose zerpflücken und unter den Salat mischen.

Tipps:

- Probieren Sie diesen Salat als Abendessen im Sommer zu gekochten Kartoffeln statt Baguette.
- Oder reichen Sie die Ofenkartoffeln dazu.

Bunter Herbstsalat mit Trauben

Zutaten:

½ Eichblattsalat F, ½ Endiviensalat F, 1 Radicchio F, 3 EL Traubenkernöl E, Vollrohrzucker E, 250 g Weintrauben E, Pfeffer M, ½ Bd. Dill M, ½ Bd. Schnittlauch M, Salz W, 2 EL Balsamessig H, 1 Bd. glatte Petersilie H

Vorbereitung:

Salat: waschen, in Stücke zupfen
Kräuter: waschen, klein schneiden
Trauben: waschen, von den Stielen zupfen

Zubereitung:

E 3 EL Traubenkernöl,
M etwas Pfeffer,
W 1 TL Salz,
H 2 EL Balsamessig,

F etwas Paprikapulver,
E ½ TL Vollrohrzucker
zu einer Soße verrühren,
Salat mit Kräutern, Trauben und Soße mischen und sofort servieren.

Herbstsalat

Zutaten:

1 dunkler Eichblattsalat F, 2 Rote Bete F, 5 EL Olivenöl E, Vollrohrzucker E, 150 g braune Champignons E, 50 g Walnüsse E, ½ Stange Lauch M, Pfeffer M, Salz W, 2 EL Balsamessig H, Zitronensaft H, 1 Bd. Petersilie H, Paprikapulver F

Vorbereitung:

H Petersilie: waschen, klein schneiden
F Salat: waschen, in Stücke zupfen
Rote Bete: mit der Schale mit Wasser bedeckt 1 Stunde kochen, abschrecken, Haut abziehen, mit Gemüsehobel in ganz feine Scheiben schneiden
E Champignons: putzen, in Scheiben schneiden
M Lauch: putzen, waschen, schräg in ganz feine Ringe schneiden

Zubereitung:

F In einer heißen Pfanne
E 2 EL Olivenöl erhitzen,
Champignonscheiben 1–2 Minuten anbraten,
M Lauch dazugeben und 2 Minuten mitdünsten, Pfeffer,
W Salz,
H 1 Spritzer Zitronensaft,
F Paprikapulver,
E Walnüsse zugeben und kurz erwärmen,

für die Salatsoße:

E 3 EL Olivenöl, M etwas Pfeffer, W 1 TL Salz,
H 2 EL Balsamessig, F etwas Paprikapulver,
E 1 Msp. Vollrohrzucker,
alle Zutaten gut verrühren, den Salat, die gehobelte Rote Bete, die Petersilie und die Salatsoße mischen, auf Tellern anrichten und die warmen Champignons darauf verteilen.

Italienischer Broccolisalat

Zutaten:

2 Broccoli E, Vollrohrzucker E, 50 g Walnüsse E, 3 EL Olivenöl E, Pfeffer M, Salz W, 4 EL Balsamessig H, 150 g Cocktail- oder Kirschtomaten H, Paprikapulver F, 1 Bd. Basilikum F

Vorbereitung:

H Tomaten: waschen und halbieren
F Basilikum: waschen, Blätter abzupfen und grob hacken
E Broccoli: putzen, waschen, in Röschen teilen,
im Dampf bissfest garen, dann mit kaltem Wasser abschrecken

Zubereitung:

E 3 EL Olivenöl,
M etwas Pfeffer,
W Salz,
H 4 EL Balsamessig,
F wenig Paprikapulver, 5 EL heißes Wasser
E ½ TL Vollrohrzucker,
alle Zutaten zu einer Soße verrühren; Broccoliröschen, Basilikum, Tomaten und Walnüsse in eine Schüssel geben, Salatsoße darübergießen, vorsichtig mischen, 15 Minuten ziehen lassen, vor dem Servieren noch einmal durchmischen.

Rucola-Rettich-Salat

Zutaten:

250 g Rucola (Rauke) F, 3 EL Olivenöl E, Vollrohrzucker E, 1 kleiner, weißer Rettich M, rosa Pfeffer M, Salz W, 3 EL Weißweinessig H, ½ Bd. Petersilie H

Vorbereitung:

H Petersilie: waschen, klein schneiden
F Rucola: waschen und grob zerteilen
M Rettich: schälen, mit Gemüsehobel in Julienne (ganz feine Streifen) schneiden

Zubereitung:

E 3 EL Olivenöl,
M 1 TL rosa Pfeffer grob im Mörser zerstoßen, etwas Pfeffer,
W 1 TL Salz,
H 3 EL Weißweinessig,
F etwas Paprikapulver, 4 EL heißes Wasser,
E 1 TL Vollrohrzucker zu einer Soße verrühren,
Rucola, Petersilie und Rettich in eine Schüssel geben, Salatsoße darübergeben, gut mischen.
Mit 1 EL zerstoßenem rosa Pfeffer bestreut servieren.

Salat mit warmen Pilzen

Zutaten:

1 Eichblattsalat F, 1 kleiner Radicchio F, 1 Bd. Rucola F, 250 g Austernpilze oder Champignons E, 4 EL Olivenöl E, Vollrohrzucker E, 1 Zwiebel M, Pfeffer M, Salz W, 6 EL Balsamessig H, Schale einer ½ Orange und einer ½ Zitrone F

Vorbereitung:

F Salat: waschen und in kleine Stücke teilen
Orange und Zitrone: mit einem Zestenreißer die Schale abreiben
E Pilze: säubern, eventuell waschen, in Scheiben bzw. Streifen schneiden
M Zwiebel: schälen und fein hacken

Salatsoße zubereiten:

E 2 EL Olivenöl,
M Pfeffer, W Salz,
H 1–2 EL Balsamessig,
F etwas heißes Wasser,
E 1 Msp. Vollrohrzucker,
alles gut verrühren; am besten alle Zutaten in ein kleines Schraubglas geben, Deckel zudrehen und schütteln. Salat kurz vor dem Servieren mit der Salatsoße mischen, Salat auf Teller verteilen.

Pilze zubereiten:

F In einer heißen Pfanne
E 3 EL Olivenöl erhitzen,
M klein gehackte Zwiebel andünsten → E,
E Austernpilze/Champignons anbraten,

M würzen mit Pfeffer, W etwas Salz,
H mit 2–3 EL Balsamessig ablöschen,
F geriebene Zitrusschalen unterheben und noch warm auf dem Salat verteilen.

Rote-Bete-Salat

Zutaten:

3 mittelgroße Rote Bete F, 2 EL Olivenöl E, 1 EL Kürbiskernöl E, scharfer Senf M, 1–2 TL Koriandersamen M, Pfeffer M, Salz W, 2–3 EL Rotweinessig H, 1 Bd. Petersilie H, Paprikapulver F, Orangenschale F, Vollrohrzucker E, 3 EL Kürbiskerne E

Vorbereitung:

H Petersilie: waschen, fein hacken
F Rote Bete: mit Schale ca. 1 Std. kochen (müssen von Wasser bedeckt sein), danach mit kaltem Wasser abschrecken und die Haut abziehen, mit dem Gemüsehobel in sehr feine Scheiben schneiden
E Kürbiskerne: in einer Pfanne ohne Fett rösten

Zubereitung:

E Öle mischen,
M etwas Pfeffer, 1 TL scharfer Senf,
1–2 TL gerösteter gestoßener Koriander,
W 1 TL Salz,
H 2–3 EL Rotweinessig,
F abgeriebene Orangenschale, 4 EL heißes Wasser,
E etwas Vollrohrzucker,
alle Zutaten zu einer Marinade verrühren und mit der noch warmen Roten Bete und der Petersilie mischen.
Mit gerösteten Kürbiskernen bestreut servieren.

Tipps:

- Dieser Salat ist sehr gut geeignet zum Mitnehmen.
- Um ein vollständiges Mittagessen zu erhalten, gibt man pro Portion 3–5 EL gekochte Hirse dazu und zum Beispiel in Würfel geschnittenes Hühnerfleisch (siehe »Hühnerbrühe«, Seite 117, oder »Gekochtes Putenfleisch mit würziger Soße«, Seite 219), oder ein hartgekochtes Ei. Sie brauchen dann etwas mehr Marinade. Verdoppeln Sie einfach die angegebenen Mengen.

Karotten-Sellerie-Salat

Zutaten:

½ Sellerieknolle E, 3–4 große Karotten E, 2–3 EL Olivenöl E, 1 Bd. Schnittlauch M, 2 Lorbeerblätter M, 1 EL Senfkörner M, Pfeffer M, Salz W, 1 Zitrone H, 3 EL Weißweinessig H, Bockshornkleesamen F, Vollrohrzucker E

Vorbereitung:

E Karotten: schälen, Sellerieknolle schälen und vierteln
M Schnittlauch: fein hacken

Zubereitung:

F Wasser zum Kochen bringen,
E ganze Karotten und Sellerieviertel hineingeben,
M 2 Lorbeerblätter, 1 EL Senfkörner,
W etwas Salz (ganz wenig, damit man die Brühe trinken kann),
H Saft einer Zitrone,
F etwas Bockshornkleesamen,
ca. 20 Minuten kochen (das Gemüse soll weich, aber nicht zu weich sein); Gemüse in der Brühe etwas abkühlen lassen, lauwarm in kleine Stücke bzw. Scheiben schneiden.

Zubereitung Salatsoße:

E 2–3 EL Olivenöl, M Pfeffer, W 1 TL Salz,
H 3 EL Weißweinessig,
F 1 große Tasse Kochbrühe, Bockshornkleesamen,
E 1 TL Vollrohrzucker,
Zutaten in der angegebenen Reihenfolge gut verrühren, Gemüse warm mit der Soße und dem Schnittlauch mischen. Dieser Salat schmeckt am besten, wenn er 1–2 Stunden ziehen konnte.

Tipp:

- Der Karotten-Sellerie-Salat eignet sich sehr gut zum Mitnehmen.

Feldsalat mit Kernen

Zutaten:

300 g Feldsalat F, 2–3 EL Traubenkernöl E, Vollrohrzucker E, Pfeffer M, Salz W, 2 EL Balsamessig H, Paprikapulver F, 2 EL Kürbiskerne E, 2 EL Sonnenblumenkerne E, 1 EL Sesam E

Vorbereitung:

F Feldsalat: putzen und waschen
E Kürbiskerne, Sonnenblumenkerne und Sesam:
in einer Pfanne ohne Fett rösten

Zubereitung:

E 2–3 EL Traubenkernöl, M etwas Pfeffer, W 1 TL Salz,
H 2 EL Balsamessig,
F etwas Paprikapulver, 3 EL heißes Wasser,
E 1 TL Vollrohrzucker,
Zutaten in der angegebenen Reihenfolge gut verrühren,
Soße über den Salat geben, kurz mischen und mit den Kernen bestreut servieren.

Getreide

Das Getreidekorn ist das kleinste und gleichzeitig vollwertigste Nahrungsmittel, das es gibt. Vollwertig, weil es die drei Grundnahrungskomponenten Kohlehydrate, Eiweiß und Fett enthält und zusätzlich noch Mineralien und einige Vitamine, vor allem die B-Vitamine. Der Eiweiß- und Fettgehalt ist allerdings so gering, dass man jeden Tag ein halbes Kilo Haferflocken essen müsste, wenn man seinen Eiweißbedarf nur über Getreide decken wollte. Wir essen Getreide also eher wegen der reichlich vorhandenen Kohlehydrate.

Am wertvollsten sind die ganzen, ungeschälten Körner, die noch die Schale, die Randschichten und den Keim enthalten. Nur leider sind diese Körner auch am schwersten zu verdauen und benötigen für die gründliche Verarbeitung im Organismus eine sehr starke Verdauungskraft. Die wenigsten Menschen können diese aufbringen, was dann Völlegefühl und Blähungen zur Folge hat. Außerdem fällt den meisten Leuten zu Getreide nur Vollkornbrot und Müsli ein. Beide sind besonders schwer zu verdauen, speziell wenn sie zum Beispiel mit rohem, säuerlichem Obst wie Äpfeln oder mit Joghurt kombiniert werden.

Getreide in gekochter Form – als Grieß, Grütze oder Nudeln – ist viel besser verdaulich und daher bekömmlicher als Vollkornbrot, und es lässt sich zu unzähligen leckeren Gerichten verarbeiten. Der regelmäßige Verzehr von Bulgur, Couscous, Dinkelgrieß, Gerstengraupen, Grünkernmehl, Hirse, Polenta und Vollkornnudeln reicht für die Zufuhr der wichtigen Inhaltsstoffe der Getreide völlig aus. Mehr Vollkorn muss nicht sein!

Ballaststoffe

Die hoch gepriesenen Ballaststoffe sind in gekochter Hirse genauso vorhanden wie in einem Vollkornbrötchen – nur eben bekömmlicher. Außerdem enthalten *alle pflanzlichen* Nahrungsmittel Ballaststoffe. Diese sind nämlich nichts anderes als die Faser- und Gerüstsubstanzen, die jede einzelne Pflanzenzelle in Form ihrer Zellwand umgeben und den Pflanzen ihre Festigkeit, Holzigkeit oder Zähigkeit verleihen. Daher sind Gemüse, Obst und Blattsalate ebenso gute Lieferanten für Ballaststoffe wie Getreide. Weiterhin brauchen die Ballaststoffe viel Flüssigkeit, um ihre segensreiche Wirkung im Darm erfüllen zu können. Im gekochten Getreide wird diese gleich mitgeliefert, denn beim Kochen saugt zum Beispiel der Reis etwa das 1,5fache an Wasser auf. Auch saftiges, gedünstetes Gemüse und Kompott enthalten mehr Flüssigkeit als ein Käsebrot. Um die Ballaststoffe zu sich nehmen zu können, muss man das Getreide, Gemüse und Obst nicht unbedingt roh essen, denn die Zellulosefasern lösen sich beim Kochen ja nicht in Luft auf.

Beim Reis kann man sich nach Geschmack entscheiden – ob geschält oder ungeschält. Ich persönlich bevorzuge geschälten Reis, denn so habe ich ihn in China, Malaysia, Singapur und Thailand auf vielen Reisen kennen und schätzen gelernt.

Gerste, Hafer, Roggen, Weizen – als ganze Körner gekocht – halte ich für äußerst schwer verdaulich. Aus diesem Grund finden Sie auch keine Rezepte in diesem Buch zu diesen Getreidearten im ganzen Korn. Wer dennoch nicht darauf verzichten möchte, sollte die Körner 24 Stunden einweichen und dann noch weitere 24 Stunden ankeimen lassen, bevor sie gekocht werden.

Zubereitung

Wenn man Getreide in Körnerform verwendet, sollte man es vor dem Kochen zwei- bis dreimal waschen. Ich mache das ohne Sieb direkt im Topf und schütte das überschüssige Wasser langsam ab. So bleiben die Körner im Topf, und das Wasser kann abfließen. Es muss ja nicht bis auf den letzten Tropfen sein.

Zum Abmessen der benötigten Wassermenge zum Kochen benutze ich meinen Mittelfinger. Auf das Getreide aufgesetzt, sollte das darüberstehende Wasser bis zur ersten Einkerbung des Mittelfingers reichen. Dieses Maß funktioniert mit 200 g Reis genauso wie mit einem Kilo Hirse!

Für eine Mahlzeit als Beilage sind 30 bis 50 g Reis, Hirse oder Polenta eine ausreichende Menge für eine Person. Ich koche immer gleich noch 1 bis 2 Portionen mehr, um für die nächsten Tage für das Frühstück etwas zu haben oder für Bratlinge oder für gebratenen Reis oder als Suppeneinlage oder mit Gemüse als Salat zum Mitnehmen oder, oder, oder. Sie sehen, es ist durchaus sinnvoll, immer einen kleinen Vorrat an gekochtem Getreide im Kühlschrank zu haben, den man darin ohne Probleme 2 bis 3 Tage aufbewahren kann.

Wenn Getreide solo zubereitet wird – das gilt speziell für Reis und Hirse –, sollte es ohne Salz nur in Wasser gekocht werden. Reis zum Beispiel ist so der neutrale Faktor beim Essen. Den Geschmack liefern die anderen Gerichte, die vor dieser neutralen Kulisse ihren Geschmack und ihr Aroma viel besser entfalten können. So wird es zumindest in allen asiatischen Ländern gehandhabt. So können Sie nicht nur Salz einsparen, sondern diese Vorgehensweise hat auch den Vorteil, dass Sie die nächste Mahlzeit aus den Resten sowohl herzhaft als auch süß zubereiten können.

Verwenden Sie zum Kochen von Getreide Töpfe mit möglichst dickem Boden, die die Wärme lange speichern. Dann kann das Getreide auf der ausgeschalteten Herdplatte in der Restwärme gut ausquellen – ohne Gefahr, dass es anbrennt. Die in diesem Buch gemachten Angaben über die Kochzeiten beziehen sich auf einen Elektroherd mit ganz normalen Platten. Bei Gasherden und Ceranfeldern müssen Sie die Kochzeiten auf niedrigster Stufe etwas verlängern, weil weniger Restwärme nach dem Abschalten bleibt. Bei Gas ist die Wärmezufuhr sofort weg, und auch Ceranfelder kühlen schneller ab als eine Elektroplatte. Sie müssen da etwas experimentieren, denn jeder Herd verhält sich anders.

Tipp: Damit Getreide nicht anbrennt oder matschig wird

Auf höchster Stufe ohne Deckel zum Kochen bringen, dann umrühren und auf kleinste Stufe stellen – bei Gas eventuell eine Platte unterlegen. Den Deckel jetzt schräg auflegen, nicht mehr rühren. Das ist wichtig, denn es bilden sich Kanäle im Getreide, die wie Schornsteine die Hitze vom Boden weg nach oben leiten. Werden sie durch Rühren zerstört, brennt es unten an, und oben wird es matschig.
Wenn das Wasser so weit aufgesogen wurde, dass an der Oberfläche keine Flüssigkeit mehr zu sehen ist, wird die Herdplatte ganz abgeschaltet und der Deckel fest aufgelegt. Jetzt kann das Getreide ausquellen und weich werden. Wenn es 10 Minuten länger steht als im Rezept angegeben, ist das auch kein Problem.
Bitte schauen Sie nicht zu oft in den Topf, denn beim Lüften des Deckels entweicht jedes Mal Dampf. Dieses Wasser fehlt am Ende, und das Getreide kann nicht richtig ausquellen!
Das Getreide kann am Topfboden gern etwas anhängen, aber es brennt nicht an. Vor dem Spülen einfach etwas Wasser in den Topf geben und einweichen lassen – oder auch über Nacht mit Wasser stehen lassen, dann lässt es sich ganz leicht ablösen.

Frühling

Dinkelnudeln mit Rucola und Tomaten

Zutaten:
150 g Dinkelnudeln (Spiralen) H, Pfeffer M, Salz W, 150 g Cocktailtomaten H, 1 Bd. Rucola F, 2 EL Pesto E, 1 EL Olivenöl E

Vorbereitung:

H Nudeln: in Salzwasser bissfest kochen; in der Zwischenzeit: Tomaten: waschen und halbieren

F Rucola: verlesen und waschen

Zubereitung:

F In einer heißen Pfanne

E Olivenöl erwärmen, Pesto,

M reichlich Pfeffer,

W etwas Salz,

H Tomaten durch Schwenken der Pfanne leicht erwärmen,

F Rucola dazugeben und kurz andünsten, mit den gekochten Nudeln mischen und sofort servieren.

Tipp:

■ Dieses Gericht ist als leichte Abendmahlzeit nach einem stressigen Tag gut geeignet, weil es die Nerven beruhigt, leicht kühlt, die Mitte befriedigt und uns so beim Abschalten und Zur-Ruhe-Kommen hilft. Außerdem ist es in 15 Minuten zubereitet.

Grünkern-Nockerln

Zutaten:

150 g Grünkernmehl H, 70 g Weizenmehl H, 2 TL Weinsteinpulver H, Bockshornkleesamen F, 90 g Butter E, 3 Eier E, Koriander M, Pfeffer M, Muskat M, 1 Zwiebel M, Salz W, 125–150 ml heißes Wasser F

Vorbereitung:

H Grünkernmehl, Weizenmehl und Weinsteinpulver gut vermischen

M Zwiebel: schälen, ganz fein hacken

Zubereitung:

E Butter schmelzen und leicht bräunen, heißes Wasser zugeben,
M Zwiebel, Pfeffer, Muskat,
W etwas Salz in das heiße Butterwasser geben und kurz aufkochen lassen,
H Grünkernmehl und Weizenmehl einrühren und weiterrühren, bis ein Kloß entsteht, etwas abkühlen lassen,
F etwas Bockshornkleesamen zugeben,
E nacheinander die Eier unterrühren.
Mit zwei Teelöffeln Nockerln formen und etwa 10 Minuten in heißem Salzwasser gar ziehen lassen.

Tipps:

- Diese Nockerln passen gut zu in Butter gedünstetem Gemüse.
- Reste können am nächsten Tag mit Butter, viel Petersilie und einem Ei gebraten werden. Das ergibt dann zusammen mit zum Beispiel Rote-Bete-Salat eine weitere Mahlzeit.
- Man kann die Nockerln auch als Einlage in einem Gemüseeintopf verwenden.
- Das Grünkernmehl kann man sich im Naturkostladen aus ganzen Körnern mahlen lassen.

Dinkelspätzle

Zutaten:

500 g Dinkelmehl H, Bockshornkleesamen F, 4 Eier E, 2 EL Butter E, Muskat M, Salz W, 250–300 ml Wasser W

Vorbereitung:

H Dinkelmehl mit
F reichlich Bockshornkleesamen,
E 4 Eiern,

M ½ TL Muskat,
W 1 TL Salz und 250–300 ml Wasser
mit dem Rührgerät zu einem glatten, halbflüssigen Teig verarbeiten, Teig 30 Minuten ruhen lassen.

Zubereitung:

Teig portionsweise mit Spätzlehobel in kochendes Salzwasser schaben, 2–3 Minuten kochen (bis die Spätzle an der Oberfläche schwimmen), mit Sieb oder Schaumlöffel herausnehmen, kurz abschrecken, zum Warmhalten im Backofen bei 80 °C in eine Schüssel mit etwas Butter geben.

Abwandlungen:

■ Man kann statt Dinkelmehl auch Weizenmehl verwenden. Dann sieht es schön aus, wenn man den Teig mit etwas Curcuma oder Safran gelb färbt.

■ Kräuterspätzle: ein Bund frische Kräuter und etwas Spinat durch den Fleischwolf drehen oder in den Gemüseentsafter geben, den grünen Saft bzw. Kräutermus mit unter den Teig mischen.

Tipps:

■ 500 g Mehl ergeben so viele Spätzle, dass für den nächsten Tag noch reichlich übrig bleiben. Sie schmecken sehr gut mit etwas Zwiebel und Butter angebraten.

■ Mit einem Ei gebraten und einem gemischten Salat hat man eine komplette Mahlzeit.

■ Auch als Einlage in einer Gemüsebrühe kann man sie sehr gut verwenden.

Hirse

Zutaten:

200 g Hirse E

Vorbereitung:

Hirse in den Topf geben und mit heißem Wasser zwei- bis dreimal waschen

Zubereitung:

So viel Wasser zugeben, dass die Hirse ca. 2 cm mit Wasser bedeckt ist, und zum Kochen bringen.

Wenn es richtig kocht, Elektroplatte abdrehen, nach 1–2 Minuten den Topf mit dem Deckel verschließen und ca. 20 Minuten ausquellen lassen.

Bitte nicht rühren. Erst nach Ende der Garzeit die Hirse mit einer Gabel etwas auflockern. Man kann dann auch etwas Butter und etwas Koriander und Salz zugeben.

Tipps:

Vorgekochte Hirse ist ideal für die Zubereitung eines warmen Frühstücks:

- Hirse in etwas Kompott erwärmen und mit Nüssen bestreuen
- Hirse in etwas Butter anbraten, dazu ein Ei oder eine halbe Avocado
- Kraftbrühe erwärmen und Hirse als Einlage verwenden

Hirsebratlinge

Zutaten:
100–150 g gekochte Hirse vom Vortag E, 1 Ei E, 2 große Champignons E, 1 Karotte E, 1–2 gekochte Kartoffeln vom Vortag E, 3 EL Olivenöl E, Pfeffer M, 1 Zwiebel M, Salz W, Zitronensaft H, Paprikapulver F

Sommer

Vorbereitung:
E Champignons und Karotte: putzen, fein raspeln
gekochte Kartoffeln: durch die Kartoffelpresse drücken
oder mit der Gabel sehr gut verdrücken
M Zwiebel: sehr fein hacken

Zubereitung:
E gekochte Hirse, Ei, geraspeltes Gemüse, Kartoffelmasse,
M Pfeffer, gehackte Zwiebel, H 1 Spritzer Zitronensaft,
W Salz, F Paprikapulver, E 1 EL Olivenöl,
zu einer glatten Masse verkneten. Am besten geht das mit der Hand. Je länger und gründlicher der Teig geknetet wird, desto besser wird die Bindung. Flache Bratlinge formen und in einer beschichteten Pfanne mit etwas Olivenöl von jeder Seite 5–8 Minuten goldbraun braten.

Tipps:
- Die Konsistenz des Teiges ist von mehreren Faktoren abhängig, wie zum Beispiel der Größe des Eis oder davon, mit wie viel Wasser das Getreide gekocht wurde.
- Durch Zugabe von etwas Weckmehl (Semmelbrösel) kann ein Zuviel an Flüssigkeit ausgeglichen werden.
- Mit einem weiteren Eiweiß kann ein zu trockener Teig feuchter gemacht werden.

■ Wichtig ist, dass das Getreide und die Kartoffel mindestens am Vortag gekocht wurden und gut ausgekühlt sind.

Abwandlungen:
Durch Zugabe unterschiedlicher Gewürze und Zutaten kann das Grundrezept verändert werden:

- reichlich Paprikapulver, Kreuzkümmel, feingehackte Peperoni, 1 EL eingeweichte fein gehackte Rosinen
- viel frische Kräuter, fein gehackter Ingwer, 5 EL Tofu
- 100 g Rinderhack, 1 EL gehackter Ingwer
- Bratlinge vor dem Braten in Sesam wälzen

Sommer

Polenta

Zutaten:
200 g Polenta E, 3 EL Butter E, Pfeffer M, Salz W, Zitronensaft H, Paprikapulver F

Zubereitung:
F In einem Topf ½ l Wasser zum Kochen bringen,
E Polenta einrieseln lassen, dabei mit Schneebesen ständig rühren, Herdplatte auf kleinste Flamme stellen,

kräftig würzen mit:
M Pfeffer, W Salz,
H etwas Zitronensaft, **! wichtig !**
F Paprikapulver,
E Butter darin schmelzen,
ca. ¼ l heißes Wasser oder auch etwas mehr in kleinen Portionen zugeben, bis nichts mehr aufgesaugt wird, immer wieder gut umrühren. Auf ausgeschalteter Platte noch 15 Minuten ziehen lassen, noch öfter umrühren.

Tipp:

■ Will man die Polenta als Suppeneinlage verwenden oder Scheiben davon braten, lässt man sie am besten in einer Schüssel über Nacht auskühlen. Man kann sie dann in kleine Würfel oder Scheiben schneiden.

Gemüsebulgur mit Kräutersoße

Zutaten für Gemüsebulgur:

200 g Bulgur H, 1 Bd. glatte Petersilie H, Bockshornkleesamen F, 1 Maiskolben E, je 1 rote und 1 grüne Paprika E, 3 EL Olivenöl E, 1–2 Zwiebeln M, 1–2 Peperoni M, Kreuzkümmel M, Salz W

Zutaten für Kräutersoße:

3 EL Olivenöl E, 1 Msp. Vollrohrzucker E, 2 Eier E, ½ Bd. Schnittlauch M, ½ Bd. Minze M, Salz W, ½ Tasse Wasser W, Saft von einer Zitrone H, 2 EL Kapern H, ½ Bd. Basilikum F, ½ Bd. Rucola F

Vorbereitung:

H Petersilie: waschen und hacken

E Maiskolben: Körner vom Kolben schneiden
Paprika: waschen, Kerne entfernen, würfeln

M Zwiebeln: schälen und würfeln
Peperoni: waschen, Kerne entfernen, sehr fein hacken

Für die Kräutersoße:

Alle Kräuter: waschen und sehr fein hacken
Kapern: fein hacken
Eier: 10 Minuten kochen, gut abschrecken, fein hacken

Zubereitung Gemüsebulgur:

F In einem heißen Topf
E Olivenöl erwärmen,
Paprika, Maiskörner und
M Zwiebeln andünsten,
Kreuzkümmel,
W 1 Msp. Salz,
H Bulgur zugeben und anschwitzen,
F 1,5fache Menge (bezogen auf den Bulgur) kochendes Wasser (300 ml) zugeben, kurz aufkochen lassen, durchrühren, Herdplatte ausschalten, Deckel auflegen, 15–20 Minuten ziehen lassen.

Abschmecken mit:

F Bockshornkleesamen, E etwas Olivenöl, M Peperoni,
W Salz, H gehackter Petersilie.

Zubereitung Kräutersoße:

E Olivenöl, M Schnittlauch, Minze, W etwas Salz, Wasser,
H Zitronensaft, Kapern, F Basilikum, Rucola,
E Vollrohrzucker, Eier, M Pfeffer,
alle Zutaten in der angegebenen Reihenfolge zu einer Soße verrühren.

Reis – Grundrezept

Zutaten:

200 g Duftreis oder Basmatireis M

Vorbereitung:
Reis in den Topf geben und mit lauwarmem Wasser zwei- bis dreimal waschen.

Zubereitung:
So viel Wasser zugeben, dass der Reis ca. 2 cm mit Wasser bedeckt ist.
Machen Sie den Test mit dem Mittelfinger: Setzen Sie den Mittelfinger auf den Reis. Das darüberstehende Wasser sollte bis zur ersten Kerbe Ihres Mittelfingers reichen.
Reis auf der höchsten Stufe zum Kochen bringen.
Wenn es richtig kocht, einmal umrühren, Elektroplatte abdrehen, nach 1–2 Minuten den Topf mit dem Deckel verschließen und ca. 20 Minuten ausquellen lassen.
Bitte nicht mehr rühren und möglichst auch den Deckel nicht lüften. Vertrauen Sie einfach darauf, dass es Ihrem Reis gut geht.
Die Chinesen öffnen den Deckel erst kurz vor dem Servieren, damit das Qi vom Reis nicht verloren geht.

Tipps:
- Geben Sie nach dem Waschen 1–2 TL Curcuma zum Reis. Er erhält dadurch zur Abwechslung einmal eine schöne gelbe Farbe.
- Kleine Reste Reis lasse ich im Topf mit Deckel darauf stehen und koche sie am nächsten Morgen mit etwas Wasser und einem TL Butter auf, so dass sich der Reis vom Boden löst. Ich erhalte so eine feine Reissuppe zum Frühstück, und der Topf lässt sich danach ganz einfach spülen.
- Am liebsten verwende ich thailändischen Duftreis. Falls Sie noch kein Reisfan sind, versuchen Sie diesen Reis, den es in jedem Asia-Markt zu kaufen gibt, einmal. Spätestens beim Lüften des Deckels am Ende, wenn Ihnen dieser Duft in die Nase steigt, werden Sie Reis mögen.

Reispfanne mit Schinken

Zutaten:

3 Tassen gekochter Reis M, 1 Stange Lauch M, 1 EL Ingwer M, Pfeffer M, 150 g gekochter Schinken W, Salz W, 1–2 EL Sojasoße W, Zitronensaft H, Paprikapulver F, 4 EL Sesamöl E, Vollrohrzucker E

Vorbereitung:

M Lauch: waschen und schräg in feine Ringe schneiden
Ingwer: fein hacken

W Schinken: in Streifen schneiden

Zubereitung:

F In einer heißen Pfanne

E Sesamöl erhitzen,

M Ingwer, Lauch anbraten, unter Rühren so lange braten, bis der Lauch weich wird, aber noch knackig ist,

W Schinken dazugeben,

H 1 Spritzer Zitronensaft,

F Paprikapulver,

E 1 Msp. Vollrohrzucker,

M gekochten Reis unterheben,

abschmecken mit:

M Pfeffer,

W Salz und Sojasoße,

H Zitronensaft.

Bunter Reis

Zutaten:

100 g Duftreis M, 1 Zwiebel M, je 1 grüne und 2 rote Peperoni M, Koriander M, Salz W, Zitronensaft H, Curcuma F, 1 EL Rosinen E, 2 EL Mandelsplitter E, 2 EL Sesamöl E, 1 EL Butter E

Vorbereitung:

E Rosinen: in heißem Wasser 10 Minuten einweichen, dann ausdrücken und fein hacken

M Zwiebel: schälen, sehr fein hacken
Peperoni: waschen, Kerne entfernen, sehr fein hacken
Reis: waschen und in einem Sieb abtropfen lassen

Zubereitung:

F In einem heißen Topf
E Sesamöl erwärmen,
M Zwiebel anschwitzen,
Peperoni,
Reis zugeben und etwas anschwitzen,
W 1 Msp. Salz,
H 1 Spritzer Zitronensaft,
F 1 TL Curcuma,
mit heißem Wasser ablöschen, so dass der Reis etwa 1 cm mit Wasser bedeckt ist,
E die eingeweichten Rosinen, Mandelsplitter zugeben, noch einmal umrühren, Herdplatte ausschalten, Deckel auflegen und 15 – 20 Minuten ziehen lassen,

abschmecken mit:

E Butter, M Koriander, W Salz.

Gebratener Thai-Reis

Zutaten:

3 Tassen gekochter Duftreis M, 1 Bd. Frühlingszwiebeln M, 2 EL Ingwer M, 3 kleine, rote Zwiebeln M, 1 Peperoni oder Chili M, 1–2 EL Fischsoße W, Salz W, Zitronensaft H, 3 feste Tomaten H, Bockshornkleesamen F, 4 EL geröstetes Sesamöl E, Vollrohrzucker E

Vorbereitung:

M Zwiebeln: schälen, achteln
Frühlingszwiebeln: putzen, waschen, schräg in 3 cm lange Stücke schneiden
Ingwer: fein hacken
Peperoni oder Chili: waschen, Kerne entfernen und fein hacken
H Tomaten: waschen, Blütenansatz herausschneiden, achteln

Zubereitung:

F In einer heißen Pfanne
E geröstetes Sesamöl erhitzen,
M Ingwer, Zwiebeln,
Frühlingszwiebeln anbraten,
gekochten Reis unterheben,

abschmecken mit:

M Peperoni oder Chili,
W Fischsoße, Salz,
H einige Spritzer Zitronensaft,
Tomaten unterheben und kurz erwärmen,
F Bockshornkleesamen,
E 1 Msp. Vollrohrzucker.

Reis mit Linsen

Zutaten:
150 g Duftreis oder Basmatireis **M**, 50 g rote geschälte Linsen **W**

Vorbereitung:
Reis und Linsen in den Topf geben und mit lauwarmem Wasser so lange waschen, bis sich kein Schaum mehr bildet.

Zubereitung:
So viel Wasser zugeben, dass der Reis ca. 2 cm mit Wasser bedeckt ist. Machen Sie den Test mit dem Mittelfinger: Setzen Sie den Mittelfinger auf den Reis. Das darüberstehende Wasser sollte bis zur ersten Kerbe Ihres Mittelfingers reichen.
Reis auf der höchsten Stufe zum Kochen bringen.
Wenn es richtig kocht, einmal umrühren, Elektroplatte abdrehen, nach 1–2 Minuten den Topf mit dem Deckel verschließen und ca. 20 Minuten ausquellen lassen.
Bitte nicht mehr rühren und möglichst auch den Deckel nicht lüften.

Tipp:
- Vegetarier sollten regelmäßig Linsen im Reis mitkochen, weil sie so eine kleine Extraportion Eiweiß mitgeliefert bekommen.

Süße Polenta

Zutaten:
200 g Polenta **E**, Vanillepulver **E**, 2 EL Mandelsplitter **E**, 3 EL Butter **E**, 1 TL Vollrohrzucker **E**, Kardamom **M**, Salz **W**, Zitronensaft **H**, Kakao **F**

Zubereitung:

F In einem Topf ½ l Wasser zum Kochen bringen,

E Polenta einrieseln lassen, dabei mit Schneebesen ständig rühren, Herdplatte auf kleinste Flamme stellen,

kräftig würzen mit:

E Mandelsplitter, ½ TL Vanillepulver, 1 TL Vollrohrzucker,

M Kardamom, W 1 Msp. Salz,

H etwas Zitronensaft, **! wichtig !**

F 1 Msp. Kakao,

E Butter darin schmelzen, ca. ¼ l heißes Wasser oder auch etwas mehr in kleinen Portionen zugeben, bis nichts mehr aufgesaugt wird, immer wieder gut umrühren. Auf ausgeschalteter Platte noch 15 Minuten ziehen lassen, noch öfter umrühren.

Süße Polenta passt sehr gut zu Apfel- oder Birnenkompott.

Tipp:

■ Reste lässt man in einem eckigen Gefäß erkalten. Man kann dann Scheiben davon in etwas Butter und Zimt anbraten. Mit Kompott können Süßgelüste so auf eine vernünftige Art befriedigt werden.

Gebratene Polenta

Zutaten:

Gekochte Polenta vom Vortag E, 3 EL Olivenöl E, Pfeffer M, 1 kleine Zwiebel M, Sojasoße W, Zitronensaft H, Paprikapulver F

Vorbereitung:

E Erkaltete Polenta: in 2 cm breite Scheiben schneiden

M Zwiebel: schälen und fein würfeln

Zubereitung:

F In einer heißen Pfanne
E Öl erwärmen,
M Zwiebel anschwitzen,
W Sojasoße,
H 1 Spritzer Zitronensaft,
F Paprikapulver dazugeben,
E in diese Würzmischung legt man die Polentascheiben und lässt sie bei schwacher Hitze auf jeder Seite 5 Minuten braten.

Gebratene Polenta ist eine hervorragende Beilage für Gemüsegerichte wie:

- Karotten mit Chinakohl
- Grüne Bohnen mit Pilzen und Tomaten
- Spinat mit Sesamsoße
- Gemüse in Orangen-Dill-Soße
- Karotten-Kohlrabi-Gemüse

Mandelhirse

Zutaten:

100 g Hirse E, 3 EL Mandelmus E, 3 EL Butter E, Vollrohrzucker E, 3 EL Mandelblättchen E, Koriander M, Kardamom M, Zimt M, Salz W, Zitronensaft H, Zitronenschale F, Kakao F

Vorbereitung:

E Mandelblättchen: hellbraun rösten, entweder ohne Fett unter ständigem Rühren in einer Pfanne oder bei 90 °C im Backofen 15–20 Minuten
Hirse: mit heißem Wasser gut waschen
F Zitrone: Schale von einer halben Zitrone abreiben

Zubereitung:

F In einem heißen Topf

E Hirse mit heißem Wasser aufkochen, Herdplatte ausschalten, Deckel auflegen, 20 Minuten ziehen lassen.
Nach dem Kochen die Hirse im Topf mit einer Gabel etwas auflockern und die weiteren Zutaten untermischen:

E Butter, Mandelmus,

M 1 Msp. Koriander, Kardamom nach Geschmack, 1 TL Zimt,

W 1 Msp. Salz,

H 1 Spritzer Zitronensaft,

F 1 Msp. Kakao, Zitronenschale,

E mit Vollrohrzucker und Mandelblättchen bestreut
in kleinen Portionsschalen oder einer flachen Schüssel servieren.

Abwandlungen:

- Statt Mandelmus und Mandelblättchen: 3 EL Kokosflocken in der Hirse mitkochen und mit 3 EL gerösteten Kokosflocken bestreuen.
- Butter leicht bräunen, bevor man sie unter die Hirse mischt.

Fleisch

Dem bekannten Werbeslogan »Fleisch ist ein Stück Lebenskraft« muss man im Sinne der chinesischen Ernährungslehre absolut zustimmen. Dass Fleisch in den letzten Jahren durch verschiedene Skandale in Verruf geraten ist, liegt nicht am Fleisch selbst, sondern vielmehr an den Methoden der Massenproduktion.
Wenn ich hier Fleischgerichte propagiere, dann unter folgenden Voraussetzungen:

- Ich gehe grundsätzlich von Fleisch aus, das von artgerecht gehaltenen Tieren stammt.

- Fleisch ist – abgesehen von ganz bestimmten Krankheiten, bei denen es gemieden werden sollte – ein gesundes Nahrungsmittel, wenn es in kleinen Mengen verwendet und bekömmlich zubereitet wird.
- Je kleiner das Fleisch vor seiner Zubereitung geschnitten wurde, desto bekömmlicher ist es. Daher finden Sie in den folgenden Rezepten sehr viele Zubereitungen von Hackfleisch und Geschnetzeltem. Das hat außerdem den Vorteil, dass auch schon kleine Mengen Fleisch, wenn sie mit Gemüse, Pilzen usw. kombiniert werden, ein schmackhaftes Gericht ergeben.
- 70 bis 90 g Fleisch pro Person ist eine sinnvolle Menge für ein Fleischgericht. In dieser Größenordnung ist Fleisch sehr bekömmlich, gut verdaulich und völlig ausreichend als Lieferant von Eiweiß und anderen hauptsächlich im Fleisch enthaltenen Vitaminen und Mineralstoffen. Für diejenigen, die gerne Fleisch essen und große Portionen gewohnt sind, erscheinen diese Mengen sicher lächerlich. Aber auch hier kommt es auf die Zubereitung an. Wenn Sie 70 g Putenschnitzel paniert als Schnitzel zubereiten, sieht das auf dem Teller wirklich mickrig aus. Schneiden Sie das Fleisch aber klein, kombinieren es mit Gemüse, Sprossen oder Pilzen, setzt sich der Fleischgeschmack im ganzen Gericht durch und befriedigt auch den hungrigsten Fleischesser.

Auch für Vegetarier finden sich bei den Rezepten bestimmt einige Anregungen, denn man kann gut das Hackfleisch durch »Soja-Fein« oder Sojaflocken und das geschnetzelte Fleisch durch Räuchertofu ersetzen.

Hühnerfleisch in Kokos

Zutaten:

150–200 g Hähnchenbrust H, Zitronensaft H, 1 TL Curcuma F, 3 EL Sesamöl E, 4 EL Kokosflocken E, 1 EL Ingwer M, Curry M, Sojasoße W, Salz W

Vorbereitung:

H Hühnerfilet: in Streifen schneiden, mit etwas Curry und Sojasoße marinieren (das kann man schon einige Stunden oder am Tag vorher machen)

M Ingwer: fein hacken

Zubereitung:

F In einer heißen Pfanne
E 3 EL Sesamöl erhitzen,
M den Ingwer anbraten,
W 1 EL Sojasoße,
H Fleisch zugeben und rundum gut anbraten,
H 1 Spritzer Zitronensaft,
F 1 TL Curcuma,
E 4 EL Kokosflocken zugeben,
wenige Minuten braten, bis die Kokosflocken goldbraun sind,

abschmecken mit:

M Curry, W Salz oder Sojasoße, H Zitronensaft.

Hühnerleber in Apfelsoße

Zutaten:

150 g Hühnerleber H, Zitronensaft H, Paprikapulver F, 1–2 Äpfel E, Olivenöl E, Pfeilwurzmehl E, Vollrohrzucker E, 2 Zwiebeln M, 1 Peperoni M, Pfeffer M, 1 TL Ingwer M, Salz W

Vorbereitung:

H Hühnerleber: in feine Streifen schneiden

E ½ TL Pfeilwurzmehl: in 5 EL kaltem Wasser anrühren
Äpfel: waschen oder schälen, vierteln, Kerngehäuse herausschneiden, in dünne Spalten schneiden

M Peperoni: waschen, Kerne entfernen, fein hacken
Ingwer: fein hacken
Zwiebeln: schälen, würfeln

Zubereitung:

F In einer heißen Pfanne
E 3 EL Olivenöl erwärmen,
M Zwiebel, Chili, Ingwer anbraten,
W 1 TL Salz,
H Hühnerleber kurz anbraten,
in der Pfanne an die Seite schieben,
F 1 TL Paprikapulver,
E Apfelspalten zugeben und etwas dünsten,
evtl. etwas heißes Wasser zugeben und kurz den Deckel auflegen,

abschmecken mit:

M Pfeffer, W Salz, H Zitrone, F Paprikapulver,
E Vollrohrzucker,
Soße andicken mit Pfeilwurzmehl.

Tipp:

■ Statt Hühnerleber kann man auch sehr gut Hühnerbrust nach dem gleichen Rezept zubereiten. Die Hühnerbrust muss 5 Minuten länger braten.

Huhn mit Mandeln und Gemüse

Zutaten:

150 g Hühnerbrust H, Zitronensaft H, Paprikapulver F, Sesamöl E, 100 g Mandeln E, 1 Karotte E, 1 kleine Kohlrabi E, Pfeilwurzmehl E, 1 Bd. Frühlingszwiebeln M, Curry M, Pfeffer M, 1 TL Ingwer M, Salz W, Sojasoße W, Vollrohrzucker E

Vorbereitung:

H Hühnerbrust: in Streifen schneiden

E Karotte und Kohlrabi: schälen und mit dem Gemüsehobel in Julienne schneiden (sehr feine Stifte)
ganze Mandeln: im Backofen bei 80 °C 20–30 Minuten goldbraun rösten

M Frühlingszwiebeln: waschen und schräg in 3 cm lange Stücke schneiden
Ingwer: hacken

Zubereitung:

F In einem heißen Wok

E 3 EL Sesamöl erhitzen,

M 1 TL Curry und 1 TL Ingwer anbraten, W 1 EL Sojasoße,

H 1 Spritzer Zitronensaft, geschnetzeltes Hühnerfleisch,

F 1 TL Paprikapulver,
Fleisch unter Rühren von allen Seiten in 3–5 Minuten gut anbraten,
Hühnerfleisch aus dem Wok nehmen und zur Seite stellen,

E 1 EL Öl zugeben, Karotten, Kohlrabi, geröstete Mandeln,
M Frühlingszwiebeln zugeben und das Gemüse bissfest dünsten. Man kann kurz den Deckel auflegen, damit das Gemüse etwas Saft zieht, oder etwas heißes Wasser zugeben.

abschmecken mit:

M Pfeffer,
W Salz,
H 1 Spritzer Zitronensaft, Hühnerfleisch wieder zugeben,
F etwas heißes Wasser,
E ½ TL Vollrohrzucker,
mit etwas Pfeilwurzmehl binden.

Abwandlungen:

■ Dieses Gericht lässt sich je nach Jahreszeit und Angebot mit verschiedenen Gemüsen zubereiten:

■ gehobeltes Weißkraut, Karotten, Lauch
■ grüner Paprika, Karotten
■ Broccoli, Kohlrabi, roter Paprika
■ Zucchini, gelber Paprika, Karotten

Fleischbällchen mit Grünkern

Zutaten:

150 g Rinderhack E, 1–2 Eier E, 3 große Champignons E, 2 EL Olivenöl E, 1 kleine Zwiebel M, 1 TL Ingwer M, Pfeffer M, Salz W, 1 Bd. glatte Petersilie H, 1–2 Tassen gekochter Grünkernschrot vom Vortag H, Paprikapulver F

Vorbereitung:

H Petersilie: waschen, fein hacken
E Champignons: putzen, evtl. waschen, fein raspeln

M Zwiebel: schälen, sehr fein hacken
Ingwer: fein hacken

Zubereitung:

E Rinderhack,
Eier,
Champignons,
M Zwiebel,
Ingwer,
etwas Pfeffer,
W Salz,
H Grünkernschrot,
Petersilie,
F Paprikapulver
zu einem glatten Teig verkneten, am besten mit den Händen,
kleine, flache Fleischbällchen formen,
F in einer heißen Pfanne
E Olivenöl erhitzen,
Fleischbällchen darin 20 Minuten bei mittlerer Hitze braten,
2–3 Mal wenden.

Sommer

Rinderhack mit Mangold und Radieschen

Zutaten:

150–200 g Rinderhackfleisch E, 250–300 g Mangold E, 3 EL Olivenöl E, Vollrohrzucker E, 1 Bd. Radieschen M, Pfeffer M, 2 Zwiebeln M, Salz W, Sojasoße W, Zitronensaft H, Paprikapulver F, Schale von 1 Orange F, Pfeilwurzmehl E

Vorbereitung:

F Orange: Schale mit Zestenreißer abreiben

E Mangold: waschen, Grün in Streifen schneiden, weiße Stiele getrennt in sehr feine Streifen schneiden

M Zwiebeln: schälen, in kleine Würfel schneiden
Radieschen: waschen, vierteln

Zubereitung:

F In einer heißen Pfanne

E 3 EL Olivenöl erhitzen, Rinderhack anbraten,

M Zwiebeln zugeben, anbraten, Pfeffer,

W Salz, 2 EL Sojasoße, H 1 Spritzer Zitronensaft,

F Paprikapulver, bei Bedarf etwas heißes Wasser zugeben,

E etwas Vollrohrzucker, wenn das Fleisch durchgebraten ist, den weißen Teil vom Mangold zugeben und einige Minuten mitgaren, dann den grünen Teil zugeben,

M Radieschen zugeben, kurz mitgaren,

abschmecken mit:

M etwas Pfeffer, W Salz, H 1 Spritzer Zitronensaft,

F Paprikapulver, abgeriebene Orangenschale,

E etwas Vollrohrzucker,
mit Pfeilwurzmehl andicken.

Fleischbällchen mit Thai-Gewürzen

Zutaten:

150 g Rinderhack E, 1 Ei E, 3 EL Sesamöl E, 1 Tasse gekochter Reis M, 1 Zwiebel M, 4 Korianderwurzeln M, 1 EL grüner Pfeffer M, 1 EL Zitronengras M, 1 Knoblauchzehe M, ½ TL Chilipulver M, 1 EL Ingwer M, ½ TL Garnelenpaste W, 1 EL Fischsoße W, Salz W, 2 Scheiben Toastbrot H, Bockshornkleesamen F

Vorbereitung:

H Toastbrot: in kaltem Wasser einweichen, dann gut ausdrücken

M Zwiebel: schälen, fein hacken; Knoblauch: pressen; Ingwer: fein hacken; Zitronengras: fein hacken; Korianderwurzeln: waschen, mit Messer die braune Haut abschrubben, fein hacken
Zwiebel, Knoblauch, Chilipulver, Korianderwurzeln, Zitronengras, Ingwer, grünen Pfeffer, Garnelenpaste und Fischsoße zusammen in einem Mörser zu einer Paste zerstampfen.

Zubereitung:

E Rinderhack, 1 Ei, 1 Tasse gekochten Reis,

M Würzpaste, W Salz nach Bedarf,

H ausgedrücktes Toastbrot,

F Bockshornkleesamen
zu einem glatten Teig verkneten, am besten mit den Händen, kleine, flache Fleischbällchen formen,

F in einer heißen Pfanne E Sesamöl erhitzen, Fleischbällchen darin 20 Minuten bei mittlerer Hitze braten, 2–3 Mal wenden.

Tipp:

■ Zutaten wie Garnelenpaste, Zitronengras, Koriandergrün mit Wurzel, grünen Pfeffer und Fischsoße bekommt man in Asia-Läden.

Fleischbällchen orientalisch

Zutaten:

150 g Rinderhack E, 1 Ei E, 1 Tasse gekochte Hirse E, 2 EL Olivenöl E, 1 Zwiebel M, Koriander M, Kreuzkümmel M, 1 Knoblauchzehe M, 1 EL Ingwer M, Pfeffer M, Salz W, 3–4 getrocknete Aprikosen H, ½ Bd. glatte Petersilie H, Curcuma F

Vorbereitung:

H Petersilie: waschen, fein hacken
Aprikosen: über Nacht in etwas Wasser einweichen, abtropfen, fein hacken

M Zwiebel: schälen, fein hacken
Knoblauch: pressen
Ingwer: fein hacken

Zubereitung:

E Rinderhack, Ei, Hirse,
M Zwiebel,
Knoblauch,
reichlich Koriander und Kreuzkümmel,
etwas Pfeffer,
W Salz,
H Petersilie,
Aprikosen,
F Curcuma
zu einem glatten Teig verkneten, am besten mit den Händen, kleine, flache Fleischbällchen formen,
F in einer heißen Pfanne
E Olivenöl erhitzen,
Fleischbällchen darin 20 Minuten bei mittlerer Hitze braten, 2–3 Mal wenden.

Asiatische Hackfleischpfanne

Zutaten:

200 g Rinderhack E, 1 Karotte E, 150 g Champignons E, Vollrohrzucker E, 3 EL Sesamöl E, 1 Bd. Frühlingszwiebeln M, 1 cl trockener Sherry M, Pfeffer M, Salz W, 1 EL Sojasoße W, Zitronensaft H, 150 g Sojasprossen H, Paprikapulver F

Vorbereitung:

E Karotte: schälen, fein raspeln
Champignons: putzen, halbieren, in Scheiben schneiden

M Frühlingszwiebeln: putzen, schräg in Ringe schneiden, dabei grüne und weiße Teile trennen

H Sojasprossen: waschen

Zubereitung:

F In einer heißen Pfanne

E 3 EL Sesamöl erhitzen,
Rinderhack anbraten,

M weißen Teil der Frühlingszwiebeln anbraten,

W 1 EL Sojasoße,

H 1 Spritzer Zitronensaft,
Sojasprossen mitbraten,

F Paprikapulver,

E Karotten, Champignons mitbraten,

M mit Sherry ablöschen,

abschmecken mit:

W Salz, H Zitronensaft,

F Paprikapulver, E Vollrohrzucker,

M Pfeffer,
mit grünem Teil der Frühlingszwiebeln bestreut servieren.

Sommerlicher Bohneneintopf

Zutaten:

300 g grüne Bohnen E, 2–3 Kartoffeln E, 1 Karotte E, 2 EL Olivenöl E, 2 Zwiebeln M, ein großes Bd. Bohnenkraut M, Pfeffer M, Ingwer M, Salz W, 150–200 g Schweinelende W, 1 Spritzer Zitronensaft H, Paprikapulver F, frischer Thymian F

Vorbereitung:

M Zwiebeln: schälen und würfeln
Ingwer: fein hacken
W Schweinefleisch: in 1 cm große Würfel schneiden
E Kartoffeln: schälen, in kleine Würfel schneiden
Bohnen: waschen und in kleine Stücke schneiden
Karotte: schälen und würfeln
F Thymian: waschen, Blättchen abzupfen oder ganz fein hacken

Zubereitung:

F In einem heißen Topf
E Olivenöl erhitzen,
M Zwiebeln und Ingwer anschwitzen,
W Schweinefleisch unter Rühren von allen Seiten anbraten,
Salz,
H 1 Spritzer Zitronensaft,
F Paprikapulver, 1 Tasse heißes Wasser,
E Kartoffeln und Bohnen zugeben, gut durchrühren,
M Pfeffer, Bohnenkraut zugeben und ca. 20 Minuten köcheln lassen, evtl. etwas Wasser ergänzen, wenn das Gemüse gar ist, das Bohnenkraut herausnehmen,

abschmecken mit:

M Pfeffer, W Salz, H Zitronensaft, F Thymian.

Tipp:

■ Wenn es im Frühherbst noch grüne Bohnen gibt und die ersten Süßkartoffeln angeboten werden, verwenden Sie statt der Kartoffeln doch einmal Süßkartoffeln. Das sieht farblich sehr schön aus und schmeckt mild-süßlich, was gut zu den Bohnen passt.

Teuflische Putenpfanne

Zutaten:

150 g Putenfleisch M, 1 EL Ingwer M, 2 Knoblauchzehen M, 2 rote Zwiebeln M, 2–3 Frühlingszwiebeln M, Pfeffer M, 2 getrocknete Chilischoten M, 1 rote Peperoni M, 1 EL Sojasoße W, Salz W, 2 Tomaten H, Zitronensaft H, Curcuma F, 2 EL Sesamöl E, Vollrohrzucker E

Vorbereitung:

H Tomaten: überbrühen, häuten, achteln, Kerne entfernen
M Putenfleisch: in etwa 1 cm dicke Scheiben schneiden
Frühlingszwiebeln: waschen, putzen, schräg in 2–3 cm lange Stücke schneiden
Ingwer: fein hacken
Knoblauch: in feine Scheibchen schneiden
Chili und Peperoni: entkernen, fein hacken
Zwiebeln: schälen, achteln

Zubereitung:

F In einer heißen Pfanne
E Sesamöl erhitzen,
M Ingwer und Knoblauch anbraten,
Putenfleisch scharf anbraten,
W Salz zugeben,
H 1 Spritzer Zitronensaft,
F Curcuma, E Vollrohrzucker,
M Chili zugeben, dabei immer gut rühren,
rote Zwiebeln zugeben,
W 1 EL Sojasoße,
H Tomaten unterheben,

abschmecken mit:

H Zitronensaft, F Curcuma, E Vollrohrzucker,
M Pfeffer, W Salz.

Tipp:

■ Dieses Gericht ist innerhalb von 5–7 Minuten fertig, es wird bei großer Hitze schnell im Wok (oder in einer großen Pfanne) gerührt. Bei dieser Art zu kochen ist es besonders wichtig, dass alle Zutaten vorbereitet bereitstehen.

Putenfleisch mit buntem Gemüse

Zutaten:

150 g Putenbrust M, 1 Bd. Frühlingszwiebeln M, 1 TL Ingwer M, Pfeffer M, Salz W, Zitronensaft H, 1 Bd. frischer Thymian F, 3 Rosmarinzweige F, Paprikapulver F, 4 EL Olivenöl E, 1 rote Paprika E, 1 Zucchini E, 1 Maiskolben E, Pfeilwurzmehl E

Vorbereitung:

E Zucchini: waschen, Ansätze wegschneiden, längs halbieren, dann in Scheiben schneiden
Paprika: putzen, waschen, in 2–3 cm Stücke schneiden
Maiskolben: Körner vom Kolben schneiden

M Putenbrust: in Streifen schneiden
Frühlingszwiebeln: waschen und schräg in 3 cm lange Stücke schneiden, weiße und grüne Teile trennen; Ingwer: hacken

Zubereitung:

F In einem heißen Wok E 3 EL Olivenöl erhitzen,
M 1 TL Ingwer anbraten,
weiße Teile der Frühlingszwiebeln zugeben,
Putenfleisch zugeben, von allen Seiten anbraten,

W ½ TL Salz,
H 1 Spritzer Zitronensaft,
F etwas Paprikapulver,
Putenfleisch aus dem Wok nehmen und zur Seite stellen,
Rosmarin- und Thymianzweige zugeben,
E 1 EL Öl zugeben,
Zucchini, Paprika, Maiskörner leicht anbraten,
das Gemüse ca. 5 Minuten bissfest dünsten,
man kann kurz den Deckel auflegen, damit das Gemüse etwas Saft zieht, oder etwas heißes Wasser zugeben,
M Putenfleisch wieder zugeben,

abschmecken mit:
M grünem Teil der Frühlingszwiebeln,
Pfeffer,
W Salz,
H 1 Spritzer Zitronensaft,
F etwas heißem Wasser,
E ½ TL Vollrohrzucker,
mit etwas Pfeilwurzmehl binden.

Blumenkohl mit Schinken

Zutaten:
1 kleiner Blumenkohl E, 3 EL Sesamöl E, 2 EL Ingwer M, 1 Zwiebel M, Pfeffer M, 100–150 g heißgeräucherter Schinken W, Salz W, Zitronensaft H, Paprikapulver F, ½ TL Pfeilwurzmehl E

Vorbereitung:
E Blumenkohl: putzen, waschen, in kleine Röschen teilen, in kochendem Wasser 3–5 Minuten blanchieren oder im Dampf bissfest garen

M Ingwer: fein hacken
Zwiebel: schälen, achteln
W Schinken: in Streifen schneiden

Zubereitung:

F In einer heißen Pfanne
E 3 EL Sesamöl erwärmen,
M Zwiebel glasig braten → E,
E Blumenkohl andünsten, Ingwer zugeben,
W Schinken zugeben,
H 1 Spritzer Zitronensaft,
F etwas Paprikapulver,
100 ml heißes Wasser, kurz aufkochen lassen,
E mit Pfeilwurzmehl andicken,

abschmecken mit:

E Vollrohrzucker, M Pfeffer, W Salz.

Abwandlung:

- Statt Schinken kann man sehr gut Räuchertofu verwenden.

Wildgeschnetzeltes in Traubensoße

Zutaten:

150–200 g Reh-, Hirsch- oder Wildschweinfilet M, 2 Zwiebeln M, Pfeffer M, Salz W, Zitronensaft H, Paprikapulver F, 1 Glas Rotwein F, 150 g kernlose Weintrauben E, 3 EL Olivenöl E, Vollrohrzucker E, ½ TL Pfeilwurzmehl E

Vorbereitung:

E Weintrauben: waschen, von den Stielen zupfen
Pfeilwurzmehl: in 5 EL kaltem Wasser anrühren

M Zwiebeln: schälen, würfeln
Wildfilet: längs halbieren und in ½ cm dicke Scheibchen schneiden

Zubereitung:

F In einer heißen Pfanne
E 3 EL Öl erhitzen,
M Fleisch unter Rühren von allen Seiten anbraten,
Zwiebel mit anbraten, dabei würzen mit:
Pfeffer,
W Salz,
H 1 Spritzer Zitronensaft,
F Paprikapulver,
mit Rotwein ablöschen, etwas heißes Wasser zugeben und 5 Minuten köcheln lassen,
E Trauben in die Soße geben und kurz erwärmen,
Soße mit Pfeilwurzmehl binden,

abschmecken mit:

E Vollrohrzucker,
M Pfeffer,
W Salz.

Abwandlung:

■ Saft und abgeriebene Schale einer Orange und 1 TL Zimt mit an die Soße geben.

Rinderbraten mit Champignons

Zutaten:

250–300 g Rinderfilet E, Olivenöl E, 250 g Champignons E, Pfeffer M, 2 Zwiebeln M, Salz W, 1 Glas Weißwein H, ½ Bd. Petersilie H, 1 EL Crème fraîche H, Paprikapulver F, Vollrohrzucker E, Pfeilwurzmehl E

Vorbereitung:

H Petersilie: waschen, fein hacken
E Champignons: putzen, in Scheiben schneiden
M Zwiebeln: schälen, fein würfeln

Zubereitung:

E Rinderfilet mit
M reichlich Pfeffer,
W Salz einreiben, in einer Pfanne und 1 EL Olivenöl von allen Seiten scharf anbraten, in Alufolie einwickeln, im Backofen bei 80 °C 1–1,5 Stunden ziehen lassen,
F in einer heißen Pfanne
E 3 EL Olivenöl erwärmen,
M Zwiebeln glasig braten → E,
E Champignons anbraten,
M Pfeffer,
W Salz zugeben,
H mit Weißwein ablöschen, 10 Minuten köcheln lassen,

abschmecken mit:

H Petersilie,
F Paprikapulver,
E Vollrohrzucker, Soße andicken mit Pfeilwurzmehl,

M Pfeffer, W Salz,

H mit 1 EL Crème fraîche verfeinern.

Rinderfilet aus der Alufolie auswickeln, 2 Minuten ruhen lassen. Den Fleischsaft kann man zu den Champignons geben.

Rinderfilet in dünne Scheiben schneiden, das Fleisch soll innen noch leicht rosa sein, aber nicht bluten, die Fleischscheiben gibt man in die Champignonsoße und lässt sie noch 1–2 Minuten ziehen.

Dazu passen sehr gut Polenta und Rotkohl oder Semmelknödel und Feldsalat.

Tipp:

■ Dieses Gericht eignet sich sehr gut als Hauptspeise in einem festlichen Menü. Die Zubereitung des Fleisches macht wenig Mühe, und es spielt keine Rolle, ob es 10 Minuten länger im Backofen schmort oder nicht.

Kürbisgulasch

Zutaten:

1 kleiner Hokaidokürbis E, 2 Kartoffeln E, 3 EL Olivenöl E, Pfeffer M, 1 Zwiebel M, 1 Stange Lauch M, 1 TL Ingwer M, Salz W, 2 Schweineschnitzel aus der Keule W, Zitronensaft H, ½ Bd. Petersilie H, Paprikapulver F

Vorbereitung:

E Kürbis: gut waschen und bürsten (die Schale kann mit verwendet werden), Kerne entfernen und in 2 cm große Würfel schneiden

M Lauch: waschen und schräg in Ringe schneiden

M Zwiebel: schälen und würfeln;
Ingwer: fein hacken

M Schweineschnitzel: in kleine Würfel schneiden

Zubereitung:

F In einem heißen Topf
E Öl erhitzen,
M Zwiebel, Ingwer anbraten,
Pfeffer,
W Salz,
Schweinefleisch von allen Seiten anbraten,
H 1 Spritzer Zitronensaft,
F 1 EL Paprikapulver,
mit ½ l heißem Wasser ablöschen,
E Kürbis und Kartoffeln zugeben,
M Lauch dazugeben
und 20 Minuten köcheln lassen,

abschmecken mit:

W Salz, H Zitronensaft, Petersilie F Paprikapulver,
E 1 EL Butter, M Pfeffer.

Tipp:

■ Die Mengenangaben sind bei diesem Gericht recht großzügig bemessen, denn es eignet sich sehr gut zum Aufwärmen am nächsten Tag. Man sollte dann nochmals reichlich Petersilie zugeben.

Schweinefleisch in dunkler Gewürzsoße

Zutaten:

500 g Schweinefleisch mit Knochen (z. B. Kammkoteletts) W, Salz W, 2–3 EL Sojasoße W, Zitronensaft H, Orangenschale F, 3–4 EL Sesamöl E, Vollrohrzucker E, 1 Zimtstange M, 5 Kardamomkapseln M, 1–2 Stück Sternanis M, Sechuanpfeffer M, 1 EL Ingwer M

Vorbereitung:

F Orange: Schale mit dem Zestenreißer abschälen
M Ingwer: grob hacken
Kardamomkapseln: mit einem großen Messer flach drücken
W Fleisch: in 4–5 cm große Stücke schneiden, Knochen auslösen

Zubereitung:

F In einem heißen Topf
E 3–4 EL Sesamöl erhitzen,
M Ingwer und
W 1 TL Salz anrösten, bis Ingwer dunkelgelb ist,
Fleisch und Knochen scharf anbraten, bis das Fleisch weiß aussieht,
M Zimtstange, Sternanis, Kardamomkapseln, 1 TL Sechuanpfeffer,
W 2–3 EL Sojasoße,
H 1 Spritzer Zitronensaft zugeben,
F mit heißem Wasser ablöschen, Fleisch sollte fast bedeckt sein,
E 1 TL Vollrohrzucker zugeben, 1–1,5 Std. köcheln lassen, die Soße sollte am Ende ganz sämig sein.
Wichtig ist, dass man am Anfang genug Wasser zugibt, damit man nichts nachgeben muss.
Vor dem Servieren etwas geriebene Orangenschale unterheben.

Gekochtes Putenfleisch mit würziger Soße

Zutaten für das Fleisch:

1 Stück Putenbrust, mindestens 300 g M, 1 Zwiebel M, 2 Lorbeerblätter M, Senfkörner M, Pfefferkörner M, Nelken M, Salz W, 1 Zitronenscheibe H, Bockshornkleesamen F, 1 Karotte E

Zutaten für die Soße:

5 EL Sojasoße W, Zitronensaft H, Curcuma F, Paprikapulver F, Vollrohrzucker E, ½ Karotte E, 1 EL Ingwer M, 1 rote und 1 grüne Peperoni M

Vorbereitung:

E Karotte: die Hälfte der Karotte ganz fein hacken

M Ingwer: fein hacken; Peperoni: Kerne entfernen, fein hacken
Spickzwiebel: Zwiebel schälen, mit 4 Nelken 2 Lorbeerblätter an der Zwiebel feststecken

Zubereitung Fleisch:

F In einem Topf 2 l Wasser zum Kochen bringen,

E Rest der Karotte zugeben,

M Spickzwiebel,
½ TL Pfefferkörner, 1 TL Senfkörner,
Putenbrust ins kochende Wasser geben, Feuer zurückdrehen, damit es nur leicht siedet,

W ½ TL Salz,

H 1 Zitronenscheibe,
ca. 10–15 Minuten ziehen lassen; Fleisch in der Brühe etwas erkalten lassen, quer zur Faser in dünne Scheiben schneiden;

Zubereitung Soße:

E 3 EL von der Kochflüssigkeit,
fein gehackte Karotte,

M Ingwer, Peperoni,

W 5 EL Sojasoße, 5 EL Wasser,

H 1–2 EL Zitronensaft,

F ½ TL Paprikapulver, ½ TL Curcuma
zu einer Soße rühren und separat reichen.
Man kann das Fleisch warm oder kalt servieren. Es ist auch gut zum Mitnehmen geeignet.

Abwandlungen:

- Statt der Putenbrust kann man Hühnerbrustfilet nehmen.
- Die Soße wird besonders lecker, wenn man 2 bis 3 Zitronenblätter und 2 Stangen Zitronengras aus dem Asienladen ganz fein gehackt untermischt.

Tipp:

- Die Kochflüssigkeit kann man abseihen und am nächsten Tag als Basis für eine Suppe oder einen Eintopf benutzen.

Flugentenbrust mit Orangensoße

Zutaten:

1 Flugentenbrust H, 1 Orange H, 1 Glas Weißwein H, Paprikapulver F, 1 EL Olivenöl E, Vollrohrzucker E, 150 g braune Champignons E, 1 Bd. Frühlingszwiebeln M, Pfeffer M, Salz W

Vorbereitung:

H Flugentenbrust: waschen, mit Haushaltspapier trockentupfen, Haut lösen, Fleisch in Scheibchen schneiden
Orange: mit dem Zestenreißer abschälen,
dann mit einem scharfen Messer wie einen Apfel schälen,
Filets herausschneiden, Saft dabei auffangen

E Champignons: putzen, evtl. waschen, in Scheiben schneiden

M Frühlingszwiebeln: putzen, schräg in Ringe scheiden, grüne und weiße Teile trennen

Zubereitung:

F In einer heißen Pfanne

E die Haut in 1 EL Olivenöl anbraten,
wenn die Haut ausgebrutzelt ist, aus der Pfanne nehmen,

M weiße Teile der Frühlingszwiebeln anbraten,

W etwas Salz,
H Fleisch anbraten,
F etwas Paprikapulver,
E Champignons zugeben,
M etwas Pfeffer,
W wenig Salz,
H 1 Glas Weißwein zugeben und ca. 5 Minuten dünsten, dann Orangenfilets zugeben und kurz erwärmen,

abschmecken mit:

H Orangensaft,
F Paprikapulver, Orangenschale,
E ½ TL Vollrohrzucker,
Soße andicken mit etwas Pfeilwurzmehl,
M Pfeffer, W Salz,
mit gehackten Frühlingszwiebeln bestreut servieren.

Abwandlung:

■ Statt Pfeffer aus der Mühle 2 TL grünen Pfeffer in ganzen Körnern verwenden.

Fisch

Fisch ist neben Fleisch eine sehr gute Quelle für tierisches Eiweiß. Da Fisch sehr viel leichter verdaulich ist als Fleisch, ist er auch für eine Abendmahlzeit durchaus geeignet.
In der chinesischen Medizin wird Fisch als ein »Essenztonikum« angesehen – auf Grund seines hohen Gehalts an RNA und DNA, denn diese schützen den Körper vor Degeneration und fördern die Zellerneuerung. Man kann Fisch daher auch als Anti-Aging-Mittel bezeichnen.

Erwähnenswert sind auch die Inhaltsstoffe Vitamin B_{12} und Vitamin A, die im Fisch reichlich vorhanden sind. Ganz besonders interessant ist Fisch aber wegen seines hohen Gehalts an Omega-3-Fettsäuren. Dies gilt besonders für Sardine, Makrele, Thunfisch, Lachs, Kabeljau, Dorsch, Hering und Forelle.

Die Omega-3-Fettsäuren unterstützen das Nervensystem, reinigen die Arterien und helfen, den Cholesterinspiegel im Blut zu senken. Zu den Omega-3-Fettsäuren gehören einige essenzielle Fettsäuren, die wir mit der Nahrung aufnehmen müssen und die für unser Gehirn lebensnotwendig sind, da dieses zu 60 Prozent aus fettartigen Substanzen besteht. Entscheidend sind hier die mehrfach ungesättigten Fettsäuren, wie sie in Fischen, aber auch in Pflanzensamen vorkommen. Fleisch und andere tierische Produkte enthalten nur die gesättigten Fettsäuren, die sich eher ungünstig auswirken auf Gehirn, Cholesterinspiegel und nicht zuletzt auch auf die Figur.

Versuchen Sie, frischen Fisch zu verwenden und einmal pro Woche eine Fischmahlzeit in Ihren Speiseplan einzubauen. Falls Sie den Urlaub am Meer verbringen, darf es dann auch ruhig mehr sein.

Die Zubereitung von Fisch ist eigentlich ganz einfach. Zuerst sollte man Fisch immer unter fließendem, kaltem Wasser waschen. Dabei können Sie Gräten, die sich manchmal auch in Fischfilets verstecken, gut ertasten. Mit einer Pinzette sind sie leicht herauszuziehen. Nach dem Waschen wird der Fisch mit Haushaltspapier trockengetupft, leicht gesalzen und reichlich mit Zitronensaft beträufelt. Zitrone ist wichtig, um den Fischgeschmack hervorzuheben. Sie sorgt auch dafür, dass das Fischfleisch beim Garen fester bleibt.

Fischröllchen mit Basilikum

Zutaten:

400–500 g Lachsfilet (oder andere Fische wie Seezunge, Scholle, Rotbarsch) W, 1 Zitrone H, 1 Bd. Basilikum F, Pfeffer M, Salz W

Vorbereitung:

W Fisch: waschen, trockentupfen, Fischfilet längs in 4–5 cm breite Streifen schneiden

H Zitrone: auspressen

F Basilikum: waschen, Blätter abzupfen

Zubereitung:

W Fischstreifen

M pfeffern,

W salzen,

H mit Zitronensaft beträufeln,

F mit Basilikumblättern belegen, aufrollen,
die Röllchen eventuell mit einem Zahnstocher fixieren,
ca. 10 Minuten im Dampf garen.

Die Fischröllchen passen sehr gut zu Kartoffelpüree, das mit Zitronenschale abgeschmeckt wurde, und gemischtem Blattsalat oder zu Reis und dem Gemüse mit Orangen-Dill-Soße.

Tipps:

■ Wenn Sie keinen Siebtopf zum Dampfgaren haben, nehmen Sie eine beschichtete Pfanne mit Deckel, geben 2–3 EL heißes Wasser hinein, setzen die Fischröllchen hinein, legen den Deckel darauf und garen bei mittlerer Hitze.

■ Achten Sie beim Kauf des Fisches darauf, dass Sie möglichst dünne Scheiben bekommen, dann lassen sich die Röllchen besser formen.
■ Wenn Sie statt frischem Basilikum das Kräutersalz verwenden, wird der Fisch nicht zusätzlich gesalzen, sondern nur dünn mit dem Kräutersalz bestrichen.
■ Dieses Gericht ist sehr leicht und gut bekömmlich, denn es wird ganz ohne Fett zubereitet.

Abwandlung:
■ Die Hälfte der Fischstreifen auf einer Seite mit viel Paprikapulver, die andere Hälfte mit viel Curcuma bestreuen. Beim Aufrollen kommt die Gewürzseite mit dem Basilikum nach innen. Nach dem Garen sehen die verschiedenen Farben sehr anregend aus.

Fischsuppe

Zutaten:
ca. 400 g Fischfilet (möglichst 2–3 Sorten) W, 2 EL Nordseegarnelen W, 1 Tintenfisch W, Fischgräten, Haut und Fischköpfe (was Sie beim Fischhändler bekommen können), 1 Zitrone H, 1 Glas Weißwein H, Bockshornkleesamen F, 1 Karotte E, ¼ Sellerieknolle E, Vollrohrzucker E, 1 Stange Lauch M, 1 Bd. Dill M, Pfeffer M, 2 Lorbeerblätter M, 1 TL Senfkörner M, 1 Stück Ingwer M, Salz W, 3–4 Streifen Meeresalgen W

Vorbereitung:
M Dill: waschen, Stiele entfernen (kommen in den Sud), Rest fein hacken
E Gemüse: waschen, putzen, von jeder Sorte 1–2 EL in ganz feine Julienne bzw. Ringe schneiden und zur Seite stellen, den Rest in große Stücke schneiden

W Fischfilets: waschen, in mundgerechte Stücke schneiden, salzen, mit Zitrone beträufeln und kühl stellen
Tintenfisch: waschen, den hohlen oberen Teil in Ringe schneiden, mit Zitrone beträufeln, kühl stellen

Zubereitung:

W Fischköpfe und Gräten und Unterteil vom Tintenfisch waschen, mit 1–2 l kaltem Wasser aufsetzen und mit
H 1 Scheibe Zitrone,
F etwas Bockshornkleesamen,
E Karotte, Sellerie,
M Lauch, Dillstiele, Senfkörner, Pfefferkörner, Ingwer, Lorbeerblätter,
W 1 TL Salz und den Meeresalgen zum Kochen bringen,
30 Minuten sanft köcheln lassen,
Fischsud durch ein feines Sieb gießen, in einem Topf wieder zum Kochen bringen,
H 1 Glas Weißwein zugeben,
F Bockshornkleesamen,
E Karotten- und Selleriestreifen,
M Lauchringe,
W Fischstücke, Tintenfischringe, Nordseegarnelen in die Suppe geben und alles ca. 8 Minuten gar ziehen lassen,

abschmecken mit:

H Zitrone,
F Bockshornkleesamen,
E Vollrohrzucker,
M fein gehacktem Dill,
W Salz und evtl. 1 TL Fischsoße.

Gedämpfter Fisch mit Ingwer-Zitronen-Soße

Zutaten:

400–500 g Fischfilet oder Fischkotelett W, 2 Zitronen H, Bockshornkleesamen F, 3 Wacholderbeeren F, Vollrohrzucker E, 1 EL Ingwer M, 2 Stangen Zitronengras M, 5 Pfefferkörner M, 1 Lorbeerblatt M, 1 rote Peperoni M, Salz W, Sojasoße W

Vorbereitung:

W Fisch: waschen

H Zitronen: zum Auspressen halbieren, dabei in der Mitte jeweils eine Scheibe herausschneiden für den Sud

M Ingwer: sehr fein hacken
Peperoni: halbieren, Kerne entfernen, waschen, sehr fein hacken

Zubereitung:

Für den Sud:

H 2 Zitronenscheiben mit

F 100 ml heißem Wasser, Wacholderbeeren,

E 1 Msp. Vollrohrzucker, M 1 Lorbeerblatt,
Pfefferkörnern in einer beschichteten Pfanne aufkochen,

W Fisch hineingeben und bei schwacher Hitze ca. 6–10 Minuten mit aufgelegtem Deckel ziehen lassen.

In der Zwischenzeit die Soße zubereiten:

H 5 EL Zitronensaft,

F etwas Bockshornkleesamen, 10 EL warmes Wasser,

E 2 TL Vollrohrzucker,

M Ingwer, Peperoni,

W 5 EL Sojasoße gut verrühren.

Den gegarten Fisch auf Salatblättern anrichten und mit der Hälfte der Soße begießen. Den Rest der Soße in einem kleinen Schälchen zum Nachwürzen reichen. Dazu passt am besten Reis.

Tipps:

- Sie können grundsätzlich jeden Fisch für dieses Gericht verwenden.
- Größere Fischfilets kann man in Streifen schneiden, etwas aufrollen und mit Zahnstochern fixieren; das sieht schöner aus.

Fischsteaks

Zutaten:

Pro Person ein Fischsteak ca. 200 g W, 1–2 Limetten H, 1 TL Curcuma F, 2 EL Olivenöl E, 1 kleine Zwiebel M, Pfeffer M, 1 TL Salz W

Vorbereitung:

H Limetten: gut waschen, klein schneiden, mit 3 EL Wasser mischen, gut durchkneten, ausdrücken und Saft dann durch ein feines Sieb geben

M Zwiebel: schälen, sehr fein hacken

Zubereitung:

H Limettensaft,

F Curcuma, E Öl,

M Zwiebel, Pfeffer,

W Salz zu einer Marinade verrühren,
Fischsteaks darin wenden und 1–2 Stunden ziehen lassen,
Fisch auf dem Holzofengrill mit einer Alugrillpfanne grillen oder mit wenig Öl in einer Pfanne braten.

H Mit Limettenspalten servieren.

Tipp:

■ Wer gerne Knoblauch mag oder Angst vor Vampiren hat, kann eine gepresste Knoblauchzehe in die Marinade geben und/oder frittierten Knoblauch zum Garnieren verwenden.

Herbst

Fisch mit Senfsoße

Zutaten:

300–400 g Fischfilet (z. B. Victoriabarsch) W, einige Streifen Meeresalgen W, 1 Zitrone H, 100 ml Weißwein H, 2–3 EL Butter E, Vollrohrzucker E, 2 Lorbeerblätter M, 3–4 TL scharfer Senf M, Pfeffer M, 2 EL Reismehl M, Bockshornkleesamen F

Vorbereitung:

W Fischfilet: in ca. 100 g Streifen schneiden und salzen, mit Zitronensaft beträufeln und mit Bockshornkleesamen würzen
Sud: 200 ml Wasser, etwas Zitronensaft, 1 Zwiebel, Weißwein, Lorbeerblatt, Salz und Algen aufkochen

Zubereitung:

Fisch in Dämpfkorb setzen und über dem Sud ca. 6–8 Minuten garen. Den Fisch im Dämpfeinsatz warm stellen, während Sie die Soße zubereiten. Den Sud durch ein feines Sieb geben und auffangen.

Soße:

F In einer heißen Pfanne E 2–3 EL Butter erhitzen,
M Zwiebel andünsten, Reismehl anschwitzen und mit
W Fischsud aufgießen, H Zitronensaft,
F Bockshornkleesamen, E Vollrohrzucker,
M 3–4 TL Senf zugeben,

abschmecken mit:

E Vollrohrzucker, M Pfeffer, W Salz, H Zitronensaft.

Die Soße über den gedämpften Fisch geben und mit Zitrone und Petersilie garnieren.

Fisch-Gemüse-Pfanne

Zutaten:

300–400 g Fischfilet (2–3 Sorten) W, 1 Zitrone H, 100 g Sojasprossen H, 1 Orange H, 1 TL Paprikapulver F, 2–3 EL Olivenöl E, 1 Karotte E, 1 kleine Zucchini E, 2 Champignons E, Vollrohrzucker E, 1 TL Pfeilwurzmehl E, 1 Stange Lauch M, 1 EL Curry M, Pfeffer M, Salz W, 2–3 EL Sojasoße W

Vorbereitung:

W Fischfilets: in mundgerechte Stücke schneiden und salzen,
H mit Zitronensaft beträufeln, F mit Paprikapulver,
E Scheibchen von Karotten, Zucchini und Pilzen,
M in feine Ringe geschnittenem Lauch, Curry, W Sojasoße,
H Saft von einer Orange und Sprossen vorsichtig mischen. Der Fisch muss einige Stunden oder über Nacht ziehen.

Zubereitung:

F In einer heißen Pfanne
E Öl erhitzen, den Fisch mit dem Gemüse andünsten und ein paar Minuten köcheln lassen, dabei die Pfanne etwas rütteln und nur vorsichtig umrühren, damit der Fisch nicht zerfällt,
F evtl. etwas heißes Wasser zugeben,
E mit Pfeilwurzmehl andicken,

abschmecken mit:
M Curry, Pfeffer, W Salz, H Zitronensaft,
F Paprikapulver, E Vollrohrzucker.

Tipp:
■ Wer keinen Fisch mag, kann dieses Gericht auch mit Hühnerfleisch zubereiten.

Fisch auf Gemüsebett

Zutaten:
300–400 g Fischfilet W, Salz W, 1 Zitrone H, 4 EL Semmelbrösel H, 1 Bd. Petersilie H, Bockshornkleesamen F, 2 EL Butter E, 2–3 EL Olivenöl E, 1 Karotte E, ½ Sellerieknolle E, 1 Stange Lauch M, Pfeffer M

Vorbereitung:
W Fischfilet: waschen, salzen und mit Zitronensaft beträufeln
E Karotten und Sellerie: schälen, in kleine Würfel schneiden
M Lauch: waschen und in feine Ringe schneiden
H Petersilie: waschen, trockentupfen und sehr fein hacken
E weiche Butter: mit Semmelbrösel, etwas Salz, Zitronensaft und Petersilie mischen. Man kann die Butter in einem kleinen Topf auch schmelzen und die Zutaten dann dazugeben. Diese Masse gleichmäßig auf die Fischfilets streichen.

Zubereitung:
F In einer heißen Pfanne
E Öl erhitzen, Karotten und Sellerie anschwitzen,
M Lauch dazugeben, mitdünsten, mit Pfeffer,
W Salz, H Zitronensaft,
F Bockshornkleesamen

E und etwas Vollrohrzucker würzen, Fischfilets mit der Bröselseite nach oben auf das Gemüse legen, Deckel auflegen und bei milder Hitze ca. 10 Minuten gar ziehen lassen.

Tipps:

■ Prüfen Sie, ob der Fisch gar ist, indem Sie ein Filet in der Mitte mit zwei Gabeln etwas auseinanderziehen. Der Fisch sollte innen nicht mehr glasig sein.

■ Dieses Gericht passt sehr gut zum Kürbis- oder Pastinakenpüree und Feldsalat.

Abwandlung:

■ Wenn Sie das Gemüse nach dem Andünsten in eine Auflaufform geben, den Fisch auflegen und im vorgeheizten Ofen bei 200 °C 15 Minuten garen, wird die Kruste schön knusprig.

Tofu und Hülsenfrüchte

Tofu und Hülsenfrüchte sind sehr gute pflanzliche Eiweißquellen. Sie enthalten ähnlich viel Eiweiß wie Fleisch oder Fisch und sind daher für die vegetarische Ernährung oder als Alternative zu tierischen Produkten äußerst wertvoll.
Tofu wird auch als Bohnenquark bezeichnet – dies sagt etwas über seine Herkunft aus. Er wird nämlich aus Sojabohnen hergestellt. Hier bei uns sind hauptsächlich zwei Arten von Tofu erhältlich:
Seidentofu ist sehr weich und hat wenig Eigengeschmack. Man verwendet ihn für Bratlinge und Füllungen, wo er erst durch entsprechende Zutaten Würze bekommt. In China wird er gerne mit einer scharfen Soße serviert. Seidentofu kann auch mariniert und dann gebraten werden.
Ich verwende gerne *Räuchertofu*, der einen herzhaften Geschmack hat und in der Konsistenz fester ist. Es gibt ihn in verschiedenen

Geschmacksrichtungen, entweder pur oder mit Kräutern oder Nüssen, und auch die Konsistenz ist von Hersteller zu Hersteller unterschiedlich. Sie sollten ausprobieren, was Ihnen am besten schmeckt.
Hülsenfrüchte sind lange lagerfähig und daher als Reserve im Vorratsschrank geeignet für den Fall, dass die frischen Zutaten im Kühlschrank einmal ausgegangen sind. Es wäre allerdings schade, sie nur auf dieses Einsatzgebiet zu beschränken.
Den Hülsenfrüchten haftet der Ruf an, dass sie Blähungen verursachen und schwer verdaulich sind. Diese Eigenschaften hängen von der Menge ab, die man isst, und von der Kombination mit anderen Nahrungsmitteln. In kleinen Mengen und in Kombination mit frischem Gemüse und Salat sind sie gut verträglich. Viele der Gewürze und Zutaten in den folgenden Rezepten werden hauptsächlich verwendet, um die Hülsenfrüchte bekömmlich zu machen – was natürlich auch gut schmeckt.

Frühling

Hülsenfrüchte – Grundrezept

Zutaten:
150 g Hülsenfrüchte W, 3 Lorbeerblätter M, 3–4 Pfefferkörner M, 1 TL Kreuzkümmel oder Kümmel M, 5 Wacholderkerne F, 1 TL Thymian F, eine Hand voll Meeresalgen (Kumbu, Wakame oder Hitziki) W

Vorbereitung:
W Hülsenfrüchte müssen über Nacht oder besser 24 Stunden in kaltem Wasser eingeweicht werden. Im Sommer ist es ratsam, das Einweichwasser nach 12 Stunden zu wechseln. Einweichwasser wegschütten und Hülsenfrüchte gründlich waschen.

Zubereitung:

W Hülsenfrüchte mit ca. 1,5 l kaltem Wasser aufsetzen und zum Kochen bringen – ohne Deckel 5 Minuten kochen lassen, den Schaum, der sich bildet, abschöpfen, erst dann die oben genannten Gewürze zugeben. Deckel auflegen und auf kleinster Flamme 1–2 Stunden köcheln lassen. Man muss nach einer Stunde probieren, ob die Hülsenfrüchte schon weich sind. Die Garzeiten verändern sich mit der Einweichzeit, aber auch mit dem Lageralter. Wenn die Hülsenfrüchte gar sind, kann man sie mit W Salz, Sojasoße und H Zitronensaft abschmecken.

Tipps:

- Abgekühlt kann man die Hülsenfrüchte im Kühlschrank 3–4 Tage aufbewahren.
- Diese Zubereitung kann für alle Arten von Bohnen, Linsen und Kichererbsen verwendet werden.
- Die Garzeiten bei Linsen sind meist kürzer.
- Bitte nie Salz oder Zitrone zu Beginn des Kochens zugeben. Das verhindert, dass die Hülsenfrüchte weich werden.

Tofu mit Nüssen und Chili

Zutaten:

150 g Räuchertofu W, Salz W, Zitronensaft H, Paprikapulver F, 3 EL Olivenöl E, Vollrohrzucker E, ½ TL Pfeilwurzmehl E, je 50 g Cashewnüsse und Walnüsse E, 2 Bd. Frühlingszwiebeln M, Pfeffer M, 2 rote Peperoni M, 2 EL gehackter Ingwer M

Vorbereitung:

E Nüsse: im Backofen bei ca. 80 °C 20 Minuten rösten
Pfeilwurzmehl: in 5 EL kaltem Wasser anrühren

M Frühlingszwiebeln: waschen und weiße und grüne Teile

getrennt in schräge Ringe schneiden
Ingwer und Chili: fein hacken
W Räuchertofu: in Würfel schneiden

Zubereitung:

F In einer heißen Pfanne E Öl erhitzen,
M weiße Teile der Frühlingszwiebeln, Ingwer, Chili andünsten,
W Räuchertofu anbraten, Salz, Sojasoße,
H 1 Spritzer Zitronensaft, F Paprikapulver,
E Cashewnüsse und Walnüsse,
F etwas heißes Wasser,
E etwas Vollrohrzucker dazugeben, andicken mit Pfeilwurzmehl,

abschmecken mit:

M Pfeffer, grünen Teilen der Frühlingszwiebeln,
W Salz, H Zitrone.

Linsenpaste

Zutaten zum Kochen:

150 g rote Linsen W, 2 Streifen Meeresalgen, z. B. Wakame W, 3 Lorbeerblätter M, 3–4 Pfefferkörner M, 1 TL Kreuzkümmel oder Kümmel M, 1 TL Thymian F, 5 Wacholderkerne F

Zutaten zum Abschmecken der Paste:

1–2 EL Zitronensaft H, 1 TL Paprikapulver F, 1–2 EL Olivenöl E, Pfeffer M, 1–2 Frühlingszwiebeln M, Curry M, Sojasoße W, Salz W

Vorbereitung:

W Rote Linsen: müssen nicht eingeweicht werden, es reicht, sie so lange mit lauwarmem Wasser zu waschen, bis kein Schaum mehr entsteht.

Linsen mit ca. ½ l kaltem Wasser und den oben genannten Gewürzen aufsetzen und zum Kochen bringen. Deckel auflegen und auf kleinster Flamme 20–30 Minuten köcheln lassen. Die Flüssigkeit sollte ganz aufgesogen werden.

Zubereitung:
Die gekochten Linsen pürieren (vorher die Lorbeerblätter herausnehmen) und würzen mit:
H Zitronensaft, F Paprikapulver, E Olivenöl,
M Pfeffer und fein gehackten Frühlingszwiebeln, Curry,
W Sojasoße und Salz.

Tipps:
- Linsenpaste eignet sich hervorragend zusammen mit Hirse als herzhaftes Frühstück.
- Abgekühlt kann man die Linsen im Kühlschrank 2–3 Tage aufbewahren.

Sommer

Erbsen-Tofu-Pfanne

Zutaten:
150 g Räuchertofu W, Salz W, Zitronensaft H, 1 Bd. Petersilie H, Paprikapulver F, 3 EL Olivenöl E, Vollrohrzucker E, ½ TL Pfeilwurzmehl E, 500 g frische Erbsen E, 250 g Champignons E, 2 Zwiebeln M, Pfeffer M

Vorbereitung:
E Erbsen: auspalen
Champignons: putzen, in Scheiben schneiden
Pfeilwurzmehl: in 5 EL kaltem Wasser anrühren

M Zwiebeln: schälen und achteln
W Räuchertofu: in Würfel schneiden

Zubereitung:

F In einer heißen Pfanne
E Öl erhitzen,
M Zwiebeln anschwitzen,
E Erbsen, Champignons anbraten,
M Pfeffer,
W Räuchertofu anbraten,
Salz,
H 1 Spritzer Zitronensaft,
F Paprikapulver,
F etwas heißes Wasser zugeben und 5–10 Minuten köcheln lassen,
E etwas Vollrohrzucker,
andicken mit Pfeilwurzmehl,

abschmecken mit:

M Pfeffer,
W Salz,
H Zitronensaft und Petersilie.

Herbst

Tofubratlinge

Zutaten:

150 g Tofu E, 3 EL Olivenöl E, 1 Ei E, 1 Zwiebel M, Pfeffer M, je ½ Bd. Schnittlauch und Dill M, 3 Tassen gekochter Reis vom Vortag M, 2–3 EL Ingwer M, Salz W, Zitronensaft H, ½ Bd. Petersilie H, Bockshornkleesamen F

Vorbereitung:

E Tofu: mit der Gabel zerdrücken

M Zwiebel: schälen und fein würfeln
Ingwer: sehr fein hacken
Schnittlauch und Dill: waschen, sehr fein hacken

H Petersilie: waschen, sehr fein hacken

Zubereitung:

E Tofu, Ei,

M gekochten Reis,Ingwer, Zwiebel, Schnittlauch, Dill,
reichlich Pfeffer,

W Salz,

H 1 Spritzer Zitronensaft,
Petersilie,

F Bockshornkleesamen
zu einem glatten Teig verkneten, am besten mit den Händen,
flache Bratlinge formen, in einer heißen Pfanne

E Öl erwärmen,
Bratlinge bei milder Hitze von jeder Seite 5–8 Minuten braten.

Maroni-Tofu-Pfanne

Zutaten für 4 Personen:

ca. 500 g gekochte Maroni E, 1 rote Paprika E, 3 EL Öl E, 2 Zwiebeln M, Pfeffer M, Salz W, 250 g Räuchertofu W, ½ TL Pfeilwurzmehl E, 1 Bd. Petersilie H, Zitrone H

Vorbereitung:

E Paprika: putzen, waschen, in Würfel schneiden

M Zwiebeln: schälen, fein hacken

W Räuchertofu: in Würfel schneiden

H Petersilie: waschen, fein hacken

Zubereitung:

F In einer heißen Pfanne
E Öl erwärmen,
M Zwiebel glasig dünsten → E,
E Paprika anbraten, Maroni dazugeben und anbraten,
M Pfeffer, W Tofuwürfel zugeben, kurz ziehen lassen, Salz,
H etwas Zitronensaft,
F etwas heißes Wasser, einige Minuten durchkochen lassen,
E andicken mit Pfeilwurzmehl,

abschmecken mit:

M Pfeffer, W Salz, H Zitrone, Petersilie,
F Bockshornkleesamen.

Tipp:

■ Maroni können Sie schon gekocht und geschält in Vakuumverpackung kaufen.

Indische Linsensuppe

Zutaten:

1 Kartoffel E, 2 Karotten E, ¼ Sellerieknolle E, 2 Zwiebeln M, Curry M, 1 Stück Ingwer M, 1 Lorbeerblatt M, Pfeffer M, 100 g rote Linsen W, Salz W, Zitronensaft H, Zitronenschale F, Curcuma F

Vorbereitung:

F Zitrone: Schale von einer ½ Zitrone mit Zestenreißer abreiben
E Gemüse: schälen und fein würfeln
M Zwiebeln: schälen und würfeln
Ingwer: fein hacken

W Linsen: gründlich waschen, bis sich im Waschwasser kein Schaum mehr bildet

Zubereitung:

F In einem heißen Topf
E Öl erhitzen, Gemüse,
M Zwiebeln und reichlich Curry anbraten, Lorbeerblatt,
W Linsen zugeben, H 1 Spritzer Zitronensaft,
F mit 1 l heißem Wasser ablöschen, 1 EL Curcuma dazugeben, Suppe 30 Minuten köcheln lassen, wenn das Gemüse gar ist, kann man die Suppe pürieren,

abschmecken mit:

F Zitronenschale, E etwas braunem Vollrohrzucker,
M Pfeffer, W Salz, H Zitronensaft.

Abwandlung:

■ Mit gerösteten Kokosflocken und fein gehackten Peperoni bestreut servieren.

Warme Linsen auf Salat

Zutaten für den Salat:

100 g Endivien oder Feldsalat und Chicorée F, 2 EL Olivenöl E, Pfeffer M, Salz W, Balsamessig H, 1 Msp. Vollrohrzucker E, etwas heißes Wasser

Zutaten für die Linsen:

50–100 g schwarze Belugalinsen W, 6 Salbeiblätter F, 2 EL Olivenöl E, 1 Schalotte M, 1 TL Fenchelsamen M, 1 Msp. Koriander M, Pfeffer M, Salz W, Zitronensaft H

Vorbereitung:

F Salat: waschen, etwas zerkleinern

W Linsen: gründlich waschen und mit 2–3facher Menge Wasser ca. 10 Minuten kochen, abseihen

M Schalotte: schälen, in sehr feine Würfel schneiden
Die oben genannten Zutaten zur Salatsoße verrühren.

Zubereitung:

F Pfanne leicht erwärmen und frischen Salbei (klein geschnitten) darin vorsichtig anrösten/andämpfen,

E Olivenöl zugeben,

M klein gehackte Schalotte, Koriander, Fenchelsamen, Pfeffer andünsten,

W gekochte Linsen untermischen, mit wenig Salz und

H 1 Spritzer Zitronensaft abschmecken.
Salat mit der Salatsoße mischen, auf Tellern anrichten, warme Linsen daraufgeben und servieren.

Tipps:

Kochen Sie gleich eine etwas größere Menge Linsen, um

- daraus Linsenpaste für ein Frühstück zu machen,
- sie am nächsten Tag in einen Gemüseeintopf zu geben,
- damit eine Pastasoße zu bereichern.

Süßes

Ich habe lange überlegt, ob ich außer Kompott überhaupt irgendwelche Rezepte für Süßspeisen und Kuchen in dieses Buch aufnehmen sollte, denn ich bin der Meinung, dass sowieso viel zu viel Süßes gegessen wird, und wollte eigentlich nicht noch zusätzliche Verführungen anbieten. Auf der anderen Seite kann ich mit diesen Rezepten süße Leckereien aus vernünftigen Zutaten anbieten, die eine Alterna-

tive zu gekauften Produkten mit fragwürdigen Inhalten darstellen. Bitte verstehen Sie die Süßspeisen und Kuchen als eine Ausnahme, als eine besondere Leckerei, die man sich ab und zu gönnt.
Bei den Kuchenrezepten verwende ich ausgemahlenes Weizenmehl Typ 550. Ich denke, dass das nicht wirklich schädlich ist, solange man sich davon nicht jeden Tag satt isst. Und die Kuchen schmecken mir so einfach besser. Wer lieber mit Vollkornmehl backen möchte, sollte sich hierzu in speziellen Büchern zu diesem Thema Anregungen holen.
Beim Zucker dagegen nehme ich nur den braunen Vollrohrzucker. Da dieser Zucker etwas feucht und klumpig ist, wird der Kuchenteig normalerweise nicht locker. Dafür habe ich folgenden Trick entwickelt: Wenn man den Vollrohrzucker direkt vor Gebrauch im Mixer ganz fein vermahlt, dann wird der Kuchenteig schön schaumig und das Backwerk lockerer.

Frühling

Karottenkuchen

Zutaten:

250 Karotten E, 6 Eier E, 100 g Vollrohrzucker E, 300 g gemahlene Mandeln E, 1 Msp. gemahlene Nelken M, 2 EL Kirschwasser M, 1 Msp. Salz W, 80 g Weizenmehl H, 1 TL Weinsteinbackpulver H, 2 EL Zitronensaft H, abgeriebene Schale von einer Zitrone F, etwas Butter zum Einfetten der Form

Vorbereitung:

E Eigelb: vom Eiweiß trennen
Eiweiß: mit 1 EL Zitronensaft zu sehr steifem Schnee schlagen
Karotten: schälen und auf einer Gemüsereibe fein raspeln
H Mehl: sieben und mit dem Weinsteinbackpulver mischen

F Zitrone: mit dem Zestenreißer die Zitronenschale in Streifen abziehen, mit dem Messer anschließend ganz fein hacken

Springform (26 cm Durchmesser), den Boden mit Backpapier bedecken und mit Butter einfetten

Zubereitung:

E Eigelb und Vollrohrzucker mit einem Rührgerät oder der Küchenmaschine schaumig rühren,
M Nelkenpulver, Kirschwasser,
W Salz,
H 1 EL Zitronensaft und
F Zitronenschale gut unterrühren,
E Karotten und Mandeln untermischen,
den Eischnee auf die Teigmasse geben,
das Mehl darübergeben und dann alles vorsichtig mit einem Schneebesen unterheben, in die Springform geben.
Im vorgeheizten Backofen bei 200 °C auf mittlerer Schiene 1 Stunde backen.

Abwandlungen:

- Statt der Zitronenschale können Sie auch Orangenschale verwenden.
- Man kann zusätzlich etwas frischen geriebenen Ingwer zugeben.
- Das Kirschwasser kann man weglassen, wenn man keinen Alkohol verwenden möchte.

Hirse-Apfel-Kuchen

Bei diesem Kuchen wird als Maßeinheit das Gewicht der Eier verwendet. Daher ist es beliebig zu verkleinern oder zu vergrößern. Man wiegt zuerst die 3 Eier, und danach richtet sich das Gewicht der anderen Zutaten.
Beispiel: Wenn die 3 Eier 150 g wiegen, dann gilt Folgendes:

1 Ei schwer = 50 g
1,5 Eier schwer = 75 g
3 Eier schwer = 150 g

Zutaten wiegen und zurechtstellen:

E 3 Eier
Vollrohrzucker oder Gerstenmalz (1,5 Eier schwer)
Butter (3 Eier schwer)
Hirsemehl (3 Eier schwer), besser: zur Hälfte Hirse- und zur anderen Hälfte Dinkelmehl
Nüsse, gemahlen (1 Ei schwer)
Äpfel, in dünne Spalten geschnitten zum Belegen
M 1 Prise Nelkenpulver W 1 Prise Salz
H etwas Zitronensaft, 1 TL Weinsteinpulver F 1 Prise Kakao

Zubereitung:

E Eier mit weicher Butter und Vollrohrzucker schaumig rühren, gemahlene Nüsse und Mehl mit Weinsteinpulver unterrühren,
M Nelkenpulver, W Salz, H Zitronensaft und
F Kakao zugeben und gut verrühren,
in eine gefettete Form geben (ca. 1–2 cm hoch), glatt streichen, mit Apfelspalten belegen und eventuell mit ein paar gehackten Nüssen oder Mandeln bestreuen.
Im vorgeheizten Backofen auf mittlerer Schiene bei ca. 200 °C 25–35 Minuten backen.

Kokosbälle

Zutaten:

100 g getrocknete Aprikosen E, 100 g Rosinen E, 100 getrocknete Pflaumen E, 150 g geröstete Haselnüsse E, 100 g feine Haferflocken M, 1 Prise Koriander M, 1 Prise Kardamom M, etwas Mineralwasser W, 1 Prise Salz W, 1 Spritzer Zitronensaft H, 1 Msp. Kakao F, 50 g Kokosraspeln E

Vorbereitung:

E Haselnüsse: auf einem Backblech im Ofen bei 100 °C 15–20 Minuten rösten, 15 Haselnüsse zur Seite legen

E Kokosraspeln: auf einen kleinen Teller geben

M Haferflocken: mit Koriander, Kardamom, Salz und Kakao mischen

Zubereitung:

Alle anderen Zutaten nacheinander im Mixer zerkleinern,
gut mischen und mit den Haferflocken verkneten.
Aus der Fruchtmasse kleine Kugeln formen,
die Haselnüsse hineindrücken, nochmals rund formen und
in den Kokosraspeln wälzen.

Abwandlung:

■ Wenn man etwas Zitronen- und/oder Orangenschale zufügt, wird der Geschmack etwas frischer und herber.

Apfelstrudelkugeln

Zutaten:

250 g getrocknete Äpfel **E**, 200 g Rosinen **E**, 200 Mandeln (geröstet) **E**, 100 g feine Haferflocken **M**, 1 TL Zimt **M**, etwas Mineralwasser **W**, 1 Msp. Salz **W**, 1 Spritzer Zitronensaft **H**, 1 Msp. Kakao **F**

Vorbereitung:

E Mandeln: auf einem Backblech bei 100 °C im Ofen 20 Minuten rösten, 30 g Mandeln grob hacken und zur Seite stellen

Zubereitung:

Alle Zutaten im Mixer zerkleinern und gut verkneten.

Aus der Fruchtmasse kleine Kugeln formen und in den gehackten Mandeln wälzen.

Abwandlung:

■ Man kann die Masse auch zwischen Oblaten streichen und Fruchtschnitten daraus schneiden.

Sommer

Erdbeertraum

Zutaten für 4 Personen:

500 g Erdbeeren **H**, 3 EL Vollrohrzucker **E**, 2 Zweige Minze **M**, 1TL rosa Pfeffer **M**, 1 Msp. Kardamom **M**, 1 Prise Salz **W**, Zitronensaft **H**, 1 Msp. Kakao **F**

Vorbereitung:

H Erdbeeren: waschen, Stiel entfernen, vierteln

E mit Vollrohrzucker vermischen und für 1–2 Stunden in den Kühlschrank stellen

M Pfefferkörner: in einer Pfanne ohne Fett leicht rösten, dann im Mörser grob zerstoßen

Zubereitung:

E Die Hälfte der Erdbeeren auf 4 Schälchen verteilen, die andere Hälfte der Erdbeeren pürieren, in einen Topf geben und erwärmen,

M fein gehackte Minze, Kardamom, Salz,

H 1 Spritzer Zitronensaft und F Kakao zugeben. Wenn das Fruchtmus einmal aufgekocht hat, verteilt man es über die Erdbeeren in den Schälchen und streut etwas von dem rosa Pfeffer darüber.

Tipps:

▪ Es sieht sehr schön aus, wenn man die Erdbeeren mit einem Minzeblatt garniert.

▪ Dazu passt sehr gut ein Löffel geschlagene Sahne – mit Vanille und Orangenschale gewürzt.

Rote Grütze

Zutaten:

250 g Johannisbeeren H, 250 g Erdbeeren H, 250 g Himbeeren H, 250 g Kirschen E, 1 TL Vanillepulver E, 1 EL Pfeilwurzmehl E, 3 EL Vollrohrzucker E, 1 TL Zimt M, 1 Msp. Salz W, 1 Spritzer Zitronensaft H, ½ TL Kakao F

Vorbereitung:
Früchte: waschen, entstielen bzw. entkernen
E Pfeilwurzmehl: in 3 EL kaltem Wasser auflösen

Zubereitung:
F Früchte in einem Topf mit 100 ml Wasser langsam erwärmen,
E Vanillepulver, Vollrohrzucker,
M Zimt, W Salz,
H Zitronensaft und F Kakao zugeben,
unter Rühren aufkochen lassen, 2–3 Minuten köcheln lassen,
E Pfeilwurzmehl einrühren, noch einmal kurz aufkochen,
abkühlen lassen.

Tipp:
- Die rote Grütze wird mit einem Löffel Sauerrahm serviert.

Obst-Soufflee

Zutaten für 4 Personen:
500 g aromatische Sauerkirschen oder Stachelbeeren H, 4 Eier E, 4 TL Vollrohrzucker E, 1 Msp. Vanillepulver E, 1 Msp. Kardamom M, 1 Msp. Zimt M, 1 Prise Salz W, 1 Spritzer Zitronensaft H, Orangenschale F, 2 EL Semmelbrösel H

Vorbereitung:
H Obst: waschen, entstielen bzw. entkernen
Flache Auflauf-Förmchen: mit etwas Butter auspinseln, Zimt hineinstreuen, mit Obst auslegen

Zubereitung:
E Eiweiß und Eigelb trennen.
Eiweiß mit etwas Zitronensaft zu steifem Schnee schlagen.

Eigelb mit Vollrohrzucker, Gewürzen, Salz, etwas Zitronensaft cremig schlagen. Eischnee mit Semmelbrösel und Orangenschale unter die Eigelbmasse heben.
Teigmasse über dem Obst verteilen, mit etwas Zimt und Vollrohrzucker bestreut, im vorgeheizten Backofen bei 180 °C ca. 10 Minuten überbacken, bis die Oberfläche leicht gebräunt ist.

Tipps:

- Je aromatischer und reifer das Obst, desto besser schmeckt es.
- Sie können diese Süßspeise mit praktisch jedem reifen und süßen Obst zubereiten.

Kirschkuchen

Zutaten:

1 kg entsteinte Sauerkirschen H, Zitronenschale F, 4 Eier E, etwas Butter zum Einfetten der Form E, 100 g Vollrohrzucker E, 200 g geriebene ungeschälte Mandeln E, 1 Msp. Zimt M, 1 Msp. Nelkenpulver M, 1 Msp. Salz W, 1 Spritzer Zitronensaft H, 4 EL Semmelbrösel H

Vorbereitung:

F Mit dem Zestenreißer die Schale von der Zitrone abreiben, anschließend noch ganz fein hacken.
E Eigelb vom Eiweiß trennen.
Eiweiß mit etwas Zitronensaft sehr steif schlagen.
Springform von 26 cm Durchmesser mit etwas Butter einfetten.

Zubereitung:

E Eigelb mit dem Vollrohrzucker schaumig schlagen, Mandeln dazugeben und unterrühren,
M Zimt, Nelkenpulver, W Salz,

H Semmelbrösel und
F Zitronenschale untermischen,
E am Ende den Eischnee vorsichtig unterheben,
die Hälfte des Teiges in die Springform füllen,
mit der Hälfte der Kirschen belegen, dann den restlichen Teig darüberstreichen und mit den restlichen Kirschen belegen.
Im vorgeheizten Backofen bei 180 °C 1 Stunde backen.

Tipps:

■ Sie können für diesen Kuchen Süß- oder Sauerkirschen verwenden.

■ Wenn Sie Früchte aus dem Glas nehmen, müssen Sie sie auf einem Sieb gut abtropfen lassen und mit Haushaltspapier etwas trockentupfen.

Traubengelee

Zutaten:

500 g weiße Trauben E, 3 EL Rosinen E, 1 TL Vanillepulver E, ½ l weißer Traubensaft E, je 1 Msp. Kardamom M, Zimt M, Koriander M, 1 Stück Sternanis M, 1 Prise Salz W, 2 TL Agar-Agar W, 1 EL Zitronensaft H, 1 Msp. Kakao F

Vorbereitung:

E Trauben: waschen und entstielen

Zubereitung:

F Topf erwärmen, darin
E den Traubensaft zum Kochen bringen,
Vanillepulver, Rosinen,

M Kardamom, Koriander, Zimt, Sternanis,
W Salz,
H Zitronensaft und
F Kakao zugeben,
E Trauben hinzufügen und kurz aufkochen lassen, vom Feuer nehmen,
W das Agar-Agar einrühren und abkühlen lassen. Beim Abkühlen geliert die Masse dann.

Birnenkompott

Zutaten:

3–4 Birnen E, etwas Vanillepulver E, 1 Zimtstange M, 2 Nelken M, 1 Msp. Salz W, 1 TL Zitronensaft H, Orangenschale F

Vorbereitung:

F Orange: Schale mit einem Zestenreißer abreiben
E Birnen: schälen, vierteln, Kerngehäuse herausschneiden

Zubereitung:

F ½ l Wasser zum Kochen bringen,
E Vanillepulver, M Zimtstange, Nelken, Sternanis, W Salz,
H Zitronensaft und F Orangenschale zugeben,
E Birnenstücke hinzufügen, 5 Minuten kochen lassen, vom Feuer nehmen und abkühlen lassen.

Tipps:

- Nach diesem Rezept können Sie aus jedem Obst Kompott zubereiten.
- Bei den Gewürzen können Sie je nach Geschmack variieren.

Gefüllte Birnen

Zutaten:

6 feste Birnen E, 50 g Vollrohrzucker E, 50 g Orangeat F, 50 g zerstoßener schwarzer Sesam E, 50 g Süßreis (Mochireis) M, 1 Msp. Salz W, 1 Spritzer Zitronensaft H

Vorbereitung:

F Orangeat: auf einem Brett sehr fein hacken

E Birnen: schälen, oben Kappe mit Stiel abschneiden, aushöhlen, kurz in heißes Wasser legen, damit sie nicht braun werden
Sesam: im Mörser zerreiben

M Süßreis: mit Wasser kochen (sh. »Reis – Grundrezept«, S. 191)

Zubereitung:

M Den gekochten, etwas abgekühlten Reis mit
W Salz, H Zitronensaft,
F Orangeat und
E Vollrohrzucker mischen.
Diese Mischung in die Birnen füllen,
Kappen aufsetzen, mit Zahnstochern feststecken und
30–50 Minuten über Dampf garen, bis die Birnen weich sind.

Tipps:

■ Sie können das Gericht auch weniger aufwändig zubereiten: Füllung zubereiten und als Reisbrei mit sanft gedünstetem Birnenkompott servieren.

■ Falls Sie keinen schwarzen Sesam bekommen, können Sie auch den weißen Sesam verwenden.

Knusperapfel

Zutaten für 1 Person:

1 aromatischer süßer Apfel E, 1 TL Butter E, 1 TL Vollrohrzucker E, 2 EL Cornflakes (ohne Zucker) E, 1 Msp. Vanillepulver E, 1 Msp. Kardamom M, 1 Msp. Zimt M, eine Prise Salz W, 1 Spritzer Zitronensaft H, Orangenschale F

Vorbereitung:

E Apfel: eventuell schälen, vierteln, Kerngehäuse herausschneiden und in dünne Spalten schneiden
F Orange: Schale mit dem Zestenreißer abreiben

Zubereitung:

F In einer heißen Pfanne
E Butter erwärmen, Vollrohrzucker schmelzen lassen, Apfelspalten andünsten,
M Zimt, Kardamom,
W Salz, H Zitronensaft,
F Orangenschale hinzufügen, kurz den Deckel auflegen und 2 Minuten ziehen lassen,
E mit Vanillepulver abschmecken, kurz vor dem Servieren die Cornflakes untermischen.

Diese Süßigkeit ist ganz schnell gemacht und als Akutmittel bei Heißhunger auf Süßes zu verwenden. Sie tut der Seele mindestens so gut wie ein Stück Sahnetorte.

Punschbirnen

Zutaten:

3–4 Birnen **E**, 2 TL Vollrohrzucker **E**, 1 Zimtstange **M**, 1 Stück Sternanis **M**, 1 Msp. Salz **W**, Saft von einer Orange **H**, Orangenschale **F**, ¼ l Rotwein **F**, ¼ l Wasser

Vorbereitung:

F Orange: Schale mit Zestenreißer abreiben, dann halbieren, dabei eine Scheibe in der Mitte herausschneiden und für die Deko zur Seite legen, Orangenhälften auspressen

E Birnen: schälen, halbieren, Kerngehäuse herausschneiden

Zubereitung:

W ¼ l Wasser mit **H** Orangensaft,
F Rotwein und Orangenschale aufkochen,
E Vollrohrzucker, Birnenhälften und
M Zimtstange, Sternanis,
W Salz zufügen,
5 Minuten sanft köcheln lassen.
Die Birnen in dem Sud abkühlen lassen. Dabei nehmen sie die Farbe und den Geschmack vom Sud gut auf.

Serviervorschlag:

■ Birnen mit der Wölbung nach oben auf ein Brett legen und die runde Seite im Abstand von 2–3 mm mehrfach einschneiden. Die Birnen können dadurch etwas aufgefächert auf Tellern angerichtet werden. Den Punschsud gießt man drumherum und garniert mit einem Minzeblatt und einem Stückchen Orange.

Tipp:

■ Falls Sie keinen Alkohol verwenden möchten, können Sie den Rotwein durch roten Traubensaft ersetzen, den Zucker weglassen und einen Spritzer Zitronensaft zufügen.

Gewürzkuchen

Zutaten:

4 Eier E, 125 g Butter E, 80 g Vollrohrzucker E, 1 Msp. Kardamom M, 1 TL geriebener Ingwer M, 1 TL Zimt M, 1 Msp. Nelkenpulver M, 1 Msp. Muskat M, 1 Msp. Salz W, 175 g Weizenmehl H, 2 Spritzer Zitronensaft H, ½ Päckchen Weinsteinbackpulver H, abgeriebene Schale von einer Orange F, 60 g Bitterschokolade F, etwas Butter zum Einfetten der Form

Vorbereitung:

E Vollrohrzucker: im Mixer fein zermahlen

F Orange: Schale mit dem Zestenreißer abreiben und klein hacken

F Bitterschokolade: fein reiben, M Ingwer: reiben
Gewürze: auf einem Tellerchen herrichten

E Eier: trennen und Eiweiß mit etwas Zitronensaft zu steifem Schnee aufschlagen

Kastenform (1 l Inhalt): mit Butter einfetten und mit Semmelbrösel oder etwas Mehl bestäuben

Zubereitung:

E Eigelb mit Butter und Vollrohrzucker schaumig rühren,

M alle Gewürze, W Salz,

H 1 Spritzer Zitronensaft,

F Orangenschale und geriebene Schokolade zugeben und gut verrühren,

E Eischnee auf die Schaummasse geben, das Mehl mit dem Weinsteinpulver darüber sieben und vorsichtig unterheben. Teig in die Form füllen, glatt streichen, im vorgeheizten Ofen bei 175 °C 1 Stunde backen.

Nussbrot

Zutaten:

500 g Weizenmehl H, 1 Päckchen Weinsteinpulver H, 125 g Zitronat und Orangeat F, 3 Eier + 3 Eigelb E, 150 g Vollrohrzucker E, 200 g gehackte Walnüsse E, 1–2 TL Zimt M, 1 Msp. Nelkenpulver M, 1 Msp. Kardamom M, 1 Msp. Koriander M, 1 daumengroßes Stück Ingwer M, 1 Msp. Salz W, 1 Eigelb und etwas Kondensmilch zum Bestreichen

Vorbereitung:

F Zitronat und Orangeat: ganz fein hacken
E Vollrohrzucker: im Mixer fein zermahlen
M Ingwer: reiben oder ganz fein hacken

Zubereitung:

E Eier mit Vollrohrzucker schaumig schlagen, mit Walnüssen,
M allen Gewürzen, W Salz und
F Zitronat und Orangeat gut verrühren,
H zuletzt das Mehl mit dem Weinsteinpulver unterkneten.
Teig in 6 Portionen teilen. Jede Portion mit etwas Mehl auf der Arbeitsplatte zu einem langen, ca. 6 cm breiten und 3 cm hohen Brot formen. Auf das gefettete Backblech legen, mit der Mischung aus Eigelb und Kondensmilch bepinseln und im vorgeheizten Backofen bei ca. 190 °C ca. 15–20 Minuten backen, bis die Brote goldbraun sind. Brote leicht abkühlen lassen und noch lauwarm in 1,5 cm breite Scheiben schneiden.

Tipps:

- Dieses leckere Gebäck ist nicht zu süß und enthält kein Fett – außer dem in den Nüssen. Es ist sehr gut geeignet, um in der Vorweihnachtszeit den allzu süßen und klebrigen Versuchungen, die es überall zu kaufen gibt, zu widerstehen.
- Auch Kinder freuen sich sicher über ein paar Stücke Nussbrot zu ihrem Pausenbrot.

Alphabetische Nahrungsmittelliste
mit Elementzugehörigkeit und thermischer Wirkung

A

Aal	Wasser	warm
Adukibohne	Wasser	neutral
Agar-Agar	Wasser	kalt
Agavendicksaft	Erde	erfrischend
Ahornsirup	Erde	erfrischend
Alfalfasprossen	Holz	erfrischend
Alkohol (hochprozentig)	Metall	heiß
Altbier	Feuer	erfrischend
Amaranth	Feuer	neutral
Ananas	Holz	kalt
Anissamen	Erde	warm
Apfel, sauer	Holz	erfrischend
Apfel, süß	Erde	erfrischend
Apfel-/Birnensaft	Erde	erfrischend
Aprikose	Erde	warm
Artischocke	Feuer	erfrischend
Aubergine	Erde	erfrischend
Auster	Wasser	erfrischend
Austernpilze	Erde	neutral
Avocado	Erde	kalt

B

Banane	Erde	erfrischend
Bancha Tee	Feuer	neutral
Bärlauch	Metall	warm
Barsch	Wasser	neutral
Basilikum	Feuer	warm
Beifuß	Feuer	warm

Birne	Erde	erfrischend
Bitterlikör	Feuer	heiß
Blumenkohl	Erde	erfrischend
Bockshornkleesamen	Feuer	warm
Bohne, grün	Erde	neutral
Bohnenkraut	Feuer	warm
Brennnessel	Feuer	neutral
Broccoli	Erde	erfrischend
Brombeere	Holz	neutral
Brottrunk	Holz	erfrischend
Brunnenkresse	Metall	neutral
Buchweizen	Feuer	erfrischend
Bulgur	Holz	neutral
Butter	Erde	neutral

C

Cashewnuss	Erde	erfrischend
Cayennepfeffer	Metall	heiß
Champagner	Holz	erfrischend
Champignon	Erde	erfrischend
Chicoree	Feuer	erfrischend
Chilipulver, -schote	Metall	heiß
Chinakohl	Erde	erfrischend
Clementine	Holz	erfrischend
Cognac	Feuer	heiß
Couscous	Holz	neutral
Cumin	Metall	warm
Curcuma	Feuer	warm
Curry	Metall	heiß

D

Dattel, getr.	Erde	neutral
Dickmilch	Holz	erfrischend

Dill, frisch	Metall	warm
Dinkel	Holz	neutral

E

Ei	Erde	neutral
Eisbergsalat	Feuer	kalt
Endiviensalat	Feuer	neutral
Ente	Holz	erfrischend
Erbse	Wasser	neutral
Erbse, frisch	Erde	neutral
Erdbeere	Holz	erfrischend
Erdnuss	Erde	warm
Essig	Holz	warm
Estragon, frisch	Erde	erfrischend

F

Fabrikzucker	Erde	kalt
Fasan	Metall	warm
Feige, frisch/getr.	Erde	neutral
Feldsalat	Feuer	neutral
Fenchel	Erde	warm
Fenchelsamen	Erde	warm
Fencheltee	Erde	warm
Fisch, geräuchert	Wasser	warm
Fleisch	Wasser	warm
Fleisch, gegrillt	Feuer	heiß
Fleisch, gepökelt	Wasser	warm
Fleisch, geräuchert	Wasser	warm
Fleisch, gesalzen	Wasser	warm
Fleisch, luftgetrocknet	Wasser	warm
Forelle	Wasser	neutral
Frischkäse	Holz	erfrischend
Frühlingszwiebel	Metall	warm

G

Gans	Metall	neutral
Garnele	Wasser	warm
Gerste	Erde	erfrischend
Getreidekaffee	Feuer	warm
Glühwein	Feuer	heiß
Granatapfel	Holz	warm
Grüner Tee	Feuer	erfrischend
Grünkern	Holz	warm

H

Hafer	Metall	warm
Hagebuttentee	Holz	neutral
Hammel	Feuer	heiß
Harzer Käse	Metall	warm
Haselnuss	Erde	neutral
Hefe	Holz	neutral
Heidelbeere	Holz	erfrischend
Heilbutt	Wasser	neutral
Hibiskustee	Holz	erfrischend
Hiijiki	Wasser	kalt
Himbeere	Holz	neutral
Hirsch	Metall	heiß
Hirse	Erde	neutral
Hokaidokürbis	Erde	warm
Holunderbeere	Feuer	erfrischend
Honig	Erde	neutral
Honigmelone	Erde	kalt
Honigwein	Erde	warm
Huhn	Holz	warm
Hülsenfrüchtesprossen	Holz	erfrischend
Hummer	Wasser	warm

I

Ingwer, frisch	Metall	warm
Ingwer, getr.	Metall	heiß

J

Joghurt	Holz	kalt
Johannisbeere	Holz	erfrischend

K

Kabeljau	Wasser	warm
Kaffee	Feuer	warm
Kakao	Feuer	warm
Kaki	Erde	kalt
Kalb, Rind	Erde	neutral
Kardamom	Metall	warm
Karotte	Erde	neutral
Karpfen	Wasser	neutral
Kartoffel	Erde	neutral
Käse	Erde	neutral
Kaviar	Wasser	kalt
Kefir	Holz	erfrischend
Kichererbse	Wasser	erfrischend
Kirsche, sauer	Holz	erfrischend
Kirschsaft	Holz	warm
Kiwi	Holz	kalt
Knoblauch	Metall	heiß
Kohlrabi	Erde	neutral
Kokosflocken	Erde	warm
Kokosmilch	Erde	warm
Kombu	Wasser	kalt
Kopfsalat	Feuer	erfrischend
Koriander	Metall	warm
Koriandergrün	Metall	erfrischend

Korinthe	Erde	warm
Krabbe	Wasser	kalt
Krebs	Wasser	kalt
Kresse	Metall	erfrischend
Kuhmilch	Erde	neutral
Kümmel	Metall	warm
Kumquat	Holz	warm
Kürbiskerne	Erde	neutral
Kürbiskernöl	Erde	warm
Kuzu	Erde	erfrischend

L

Lachs	Wasser	neutral
Lamm	Feuer	heiß
Languste	Wasser	warm
Lauch	Metall	warm
Leinöl	Erde	erfrischend
Leinsamen	Erde	warm
Liebstöckel	Metall	warm
Likör	Erde	warm
Linse	Wasser	neutral
Lorbeer	Metall	warm
Löwenzahn	Feuer	erfrischend

M

Maishaartee	Erde	erfrischend
Maiskolben	Erde	neutral
Majoran	Metall	warm
Malventee	Holz	erfrischend
Malz	Erde	neutral
Malzbier	Erde	neutral
Mandarine	Holz	erfrischend
Mandel	Erde	neutral

Mango	Erde	kalt
Mangold	Erde	erfrischend
Marone (Kastanie)	Erde	warm
Masala	Metall	warm
Meerrettich	Metall	warm
Melasse	Erde	neutral
Melissentee	Holz	erfrischend
Miesmuschel	Wasser	kalt
Mineralwasser	Wasser	erfrischend
Minze	Metall	erfrischend
Miso	Wasser	neutral
Mohn	Feuer	warm
Mu-Erh-Pilze	Wasser	erfrischend
Mungbohne	Wasser	erfrischend
Mungbohnensprossen	Holz	kalt
Münster Käse	Metall	warm
Muskat	Metall	warm

N

Nelke	Metall	warm
Nori	Wasser	kalt

O

Olive	Wasser	erfrischend
Olivenöl	Erde	erfrischend
Orange	Holz	erfrischend
Orangenblütentee	Erde	erfrischend
Oregano	Feuer	warm

P

Pampelmuse	Feuer	erfrischend
Papaya	Erde	kalt
Paprika, edelsüß	Feuer	warm

Paprika	Erde	erfrischend
Pastinake	Feuer	erfrischend
Petersilie	Holz	warm
Petersilienwurzel	Erde	neutral
Pfeffer	Metall	heiß
Pfefferminztee	Metall	erfrischend
Pfeilwurzmehl	Erde	erfrischend
Pfirsich	Erde	warm
Pflaume, frisch	Holz	warm
Pflaume, frisch/getr.	Erde	neutral
Pils	Feuer	erfrischend
Piment	Metall	heiß
Pinienkerne	Erde	warm
Polenta	Erde	neutral
Portwein	Erde	warm
Preiselbeere	Holz	erfrischend
Prosecco	Holz	erfrischend
Pu-Erh-Tee	Feuer	neutral
Pute	Metall	neutral

Q

Quark	Holz	erfrischend
Quinoa	Feuer	neutral
Quitte	Feuer	erfrischend

R

Radicchio	Feuer	erfrischend
Radieschen	Metall	erfrischend
Radieschensprossen	Metall	erfrischend
Rapsöl	Erde	warm
Rebhuhn	Metall	warm
Reh	Metall	warm
Reis	Metall	neutral

Reiswein	Metall	warm
Rhabarber	Holz	kalt
Roggen	Feuer	neutral
Rosenkohl	Feuer	warm
Rosine	Erde	warm
Rosmarin	Feuer	warm
Rote Bete	Feuer	neutral
Rotkohl	Erde	neutral
Rotwein	Feuer	warm
Rucola (Rauke)	Feuer	erfrischend

S

Safran	Erde	neutral
Sahne, sauer	Holz	erfrischend
Sahne, süß	Erde	erfrischend
Salami	Wasser	warm
Salatgurke	Erde	kalt
Salbei	Feuer	erfrischend
Salbei, getr.	Metall	erfrischend
Salz	Wasser	kalt
Sardelle	Wasser	warm
Saubohne	Wasser	neutral
Sauerampfer	Holz	kalt
Sauerkraut	Holz	erfrischend
Sauermilch	Holz	erfrischend
Schaf	Feuer	heiß
Schafskäse	Feuer	warm
Schimmelkäse	Metall	heiß
Schinken, roh/geräuchert	Wasser	warm
Schnittlauch	Metall	warm
Scholle	Wasser	warm
Schwarzer Rettich	Metall	neutral
Schwarzer Tee	Feuer	neutral

Schwarzwurzel	Erde	erfrischend
Schwein	Wasser	neutral
Sellerieknolle	Erde	erfrischend
Senfsamen, Senf	Metall	warm
Sesam	Erde	neutral
Sesamöl	Erde	erfrischend
Shiitakepilze	Erde	neutral
Shrimps	Wasser	warm
Sirup	Erde	kalt
Sojabohne	Wasser	neutral
Sojamilch	Erde	erfrischend
Sojaöl	Erde	warm
Sojasauce (Tamari/Shoju)	Wasser	kalt
Sonnenblumenkerne	Erde	neutral
Sonnenblumenöl	Erde	erfrischend
Spargel	Erde	erfrischend
Spinat	Erde	erfrischend
Stachelbeere	Holz	erfrischend
Stallkaninchen	Metall	erfrischend
Stangensellerie	Erde	erfrischend
Steckrübe	Erde	neutral
Sternanis	Metall	warm
Sultanine	Erde	warm
Süßholztee	Erde	neutral
Süßkartoffel	Erde	warm
Süßkirsche	Erde	warm
Süßreis	Erde	warm

T

Tabasco	Metall	heiß
Thunfisch	Wasser	warm
Thymian	Feuer	warm
Tintenfisch	Wasser	erfrischend

Tofu	Erde	erfrischend
Tomate	Holz	kalt
Topinambur	Erde	neutral
Traubensaft	Erde	neutral

U

Umeboshi-Pflaume	Wasser	erfrischend

V

Vanille	Erde	neutral
Vollrohrzucker	Erde	neutral

W

Wacholderbeere	Feuer	warm
Wachtel	Metall	neutral
Wakame	Wasser	kalt
Walnuss	Erde	warm
Waldpilze	Erde	neutral
Wasser, heiß	Feuer	erfrischend
Wasser, kalt	Wasser	erfrischend
Wassermelone	Erde	kalt
Weintraube	Erde	erfrischend
Weißer Rettich	Metall	erfrischend
Weißkohl	Erde	neutral
Weißwein	Holz	erfrischend
Weizen	Holz	erfrischend
Weizenbier	Holz	erfrischend
Weizenkeimöl	Erde	erfrischend
Weizenkleie	Holz	kalt
Weizensprossen	Holz	kalt
Wildhase	Metall	warm
Wildkaninchen	Metall	neutral

Wildschwein	Metall	warm
Wirsingkohl	Erde	neutral

Y

Yogitee	Metall	heiß
Ysop	Feuer	warm

Z

Ziege	Feuer	heiß
Ziegenkäse	Feuer	warm
Ziegenmilch	Feuer	warm
Zimtpulver	Metall	warm
Zitrone	Holz	kalt
Zucchini	Erde	erfrischend
Zwiebel, gebraten	Erde	warm
Zwiebel, roh	Metall	warm

Holz

Leber, Gallenblase – Sehnen, Augen
Nahrungsmittel mit Holzcharakter schmecken sauer, oder sind grün, oder sind knackig, faserig, holzig, saftig

sauer → bewahrt die Säfte → sammelt an → zieht zusammen

heiß	warm	neutral	erfrischend	kalt
	Fleisch Huhn **Getränke** Kirschsaft **Getreide** Grünkern **Kräuter/ Gewürze** Essig Petersilie **Obst** Granatapfel Kumquat Pflaume, frisch	**Getränke** Hagebuttentee **Getreide** Bulgur Couscous Dinkel **Obst** Brombeere Himbeere **Sonstiges** Hefe	**Fleisch** Ente **Gemüse** Alfalfasprossen Hülsenfrüchte-sprossen Sauerkraut **Getränke** Brottrunk Champagner Hibiskustee Malventee Melissentee Prosecco Weißwein Weizenbier **Getreide** Weizen **Milchprodukte** Dickmilch Frischkäse Kefir, Quark Sahne, sauer Sauermilch **Obst** Apfel, sauer Clementine Erdbeere Heidelbeere Johannisbeere Kirsche, sauer Mandarine Orange Preiselbeere Stachelbeere	**Gemüse** Mungbohnen-sprossen Sauerampfer Tomate **Getreide** Weizenkleie Weizensprossen **Milchprodukte** Joghurt **Obst** Ananas Kiwi Rhabarber Zitrone

Feuer Herz, Dünndarm – Gefäße, Zunge
Nahrungsmittel mit Feuercharakter schmecken bitter, oder sind rot, oder knusprig, geröstet, kross

bitter → leitet nach unten → fördert die Ausscheidung
→ trocknet aus

heiß	warm	neutral	erfrischend	kalt
Fleisch	**Gemüse**	**Gemüse/Salat**	**Gemüse/Salat**	**Salat**
Hammel	Rosenkohl	Brennnessel	Artischocke	Eisbergsalat
Lamm		Endiviensalat	Chicoree	
Schaf	**Getränke**	Feldsalat	Kopfsalat	
Ziege	Getreidekaffee	Rote Bete	Löwenzahn	
alle gegrillten	Kaffee		Pastinake	
Fleischsorten	Rotwein	**Getränke**	Radicchio	
		Bancha Tee	Rucola (Rauke)	
Getränke	**Kräuter/**	Pu-Erh-Tee		
Bitterlikör	**Gewürze**	Schwarzer Tee	**Getreide**	
Cognac	Basilikum		Buchweizen	
Glühwein	Beifuß	**Getreide**		
	Bohnenkraut	Amaranth	**Getränke**	
	Bockshornklee-	Quinoa	Altbier	
	samen	Roggen	Grüner Tee	
	Curcuma		Pils	
	Kakao		Wasser, heiß	
	Mohn			
	Oregano		**Kräuter/**	
	Paprika, edelsüß		**Gewürze**	
	Rosmarin		Salbei	
	Thymian			
	Wacholderbeere		**Obst**	
	Ysop		Holunderbeere	
			Pampelmuse	
	Milchprodukte		Quitte	
	Schafskäse			
	Ziegenkäse			
	Ziegenmilch			

Erde Milz, Magen – Muskeln, Mund

Nahrungsmittel mit Erdcharakter schmecken süß, oder sind gelb-orange, oder sind mehlig, weich, sämig

süß → nährt → harmonisiert → entspannt → befeuchtet → liefert Energie

heiß	warm	neutral	erfrischend	kalt
	Gemüse	**Getränke**	**Getränke**	**Gemüse**
	Fenchel	Malzbier	Apfel-/ Birnensaft	Salatgurke
	Hokaidokürbis	Süßholztee	Maishaartee	
	Süßkartoffel	Traubensaft	Orangenblütentee	**Obst/Gemüse**
	Zwiebel, gebraten			Honigmelone
		Getreide	**Getreide**	Kaki
	Getränke	Hirse	Gerste	Mango
	Fencheltee	Maiskolben		Papaya
	Honigwein	Polenta	**Gemüse**	Wassermelone
	Likör		Aubergine	
	Portwein	**Gemüse**	Blumenkohl	**Sonstiges**
		Bohne, grün	Broccoli	Avocado
	Getreide	Erbse, frisch	Chinakohl	
	Süßreis	Karotte	Mangold	**Süßmittel**
		Kartoffel	Paprika	Fabrikzucker
	Kräuter/ Gewürze	Kohlrabi	Schwarzwurzel	Sirup
	Anissamen	Petersilienwurzel	Sellerieknolle	
	Fenchelsamen	Rotkohl	Stangensellerie	
		Steckrübe	Spargel	
	Nüsse/Samen	Topinambur	Spinat	
	Erdnuss	Weißkohl	Zucchini	
	Kokosflocken	Wirsingkohl		
	Leinsamen		**Kräuter/ Gewürze**	
	Pinienkerne	**Gewürze**	Estragon, frisch	
	Walnuss	Safran		
		Vanille	**Milchprodukte**	
			Sahne, süß	
		Milchprodukte		
		Butter		
		Käse		
		Kuhmilch		

heiß	warm	neutral	erfrischend	kalt
	Obst	**Nüsse/Samen**	**Nüsse**	
	Aprikose	Haselnuss	Cashewnuss	
	Pfirsich	Kürbiskerne		
	Korinthe	Mandel	**Obst**	
	Rosine	Sesam	Apfel, süß	
	Sultanine	Sonnenblumen-	Banane	
	Süßkirsche	kerne	Birne	
			Weintraube	
	Sonstiges	**Obst**		
	Kokosmilch	Dattel, getr.	**Sojaprodukte**	
	Marone	Feige,	Tofu	
	(Kastanie)	frisch/getr.	Sojamilch	
		Pflaume,		
	Speiseöle	frisch/getr.	**Sonstiges**	
	Kürbiskernöl		Champignon	
	Rapsöl	**Fleisch**	Kuzu	
	Sojaöl	Kalb, Rind	Pfeilwurzmehl	
		Pilze	**Speiseöle**	
		Austernpilze	Leinöl	
		Ei	Olivenöl	
		Shiitakepilze	Sesamöl	
		Waldpilze	Sonnen-	
			blumenöl	
		Süßmittel	Weizenkeimöl	
		Honig		
		Malz	**Süßmittel**	
		Melasse	Ahornsirup	
		Vollrohrzucker	Agavendicksaft	

Metall Lunge, Dickdarm – Haut, Nase

Nahrungsmittel mit Metallcharakter schmecken scharf, oder sind weiß, oder trocken, konzentriert

scharf → dynamisiert → macht bekömmlich
→ löst Stagnation → leitet nach oben

heiß	warm	neutral	erfrischend	kalt
Kräuter/ Gewürze Cayenne-pfeffer Chilipulver, -schote Curry Ingwer, getr. Knoblauch Pfeffer Piment Tabasco **Getränke** Alkohol (hoch-prozentig) Yogitee **Milch-produkte** Schimmelkäse **Fleisch** Hirsch	**Fleisch** Fasan, Rebhuhn Reh, Wildhase Wildschwein **Getränke** Reiswein **Gemüse** Frühlingszwiebel Lauch Meerrettich Zwiebel, roh **Getreide** Hafer **Kräuter/ Gewürze** Bärlauch Cumin Dill, frisch Ingwer, frisch Kardamom Koriander Kümmel Liebstöckel Lorbeer Majoran, Masala Muskat, Nelke Schnittlauch Senfsamen, Senf Sternanis Zimtpulver **Milchprodukte** Harzer Käse Münster Käse	**Fleisch** Gans Pute Wachtel Wildkaninchen **Getreide** Reis **Gemüse/ Kräuter** Brunnenkresse Schwarzer Rettich	**Gemüse** Kresse Radieschen Radieschen-sprossen Weißer Rettich **Fleisch** Stallkaninchen **Kräuter/ Gewürze** Koriandergrün Minze Salbei, getr. **Getränke** Pfefferminztee	

Wasser

Niere, Blase – Knochen, Ohren

Nahrungsmittel mit Wassercharakter schmecken salzig, oder sind blau-schwarz, oder sind reich an Mineralien

salzig → leitet nach innen und unten → weicht auf (in kleinen Mengen) → verhärtet (in großen Mengen)

heiß	warm	neutral	erfrischend	kalt
	Fisch	**Hülsenfrüchte**	**Fisch**	**Algen**
	Aal	Adukibohne	Auster	Hiijiki, Kombu
	Garnele	Erbse	Tintenfisch	Nori, Wakame
	Hummer	Linse		
	Kabeljau	Saubohne	**Hülsenfrüchte**	**Fisch**
	Languste	Sojabohne	Kichererbse	Kaviar
	Sardelle		Mungbohne	Krabbe
	Scholle	**Fisch**		Krebs
	Shrimps	Barsch	**Sonstiges**	Miesmuschel
	Thunfisch	Forelle	Mu-Erh-Pilze	
	Fisch, geräuchert	Heilbutt	Olive	**Kräuter/ Gewürze**
		Karpfen	Umeboshi-Pflaume	Salz
		Lachs		Sojasauce (Tamari/Shoju)
	Fleisch			
	Salami	**Fleisch**	**Getränke**	
	Schinken, roh/geräuchert	Schwein	Mineralwasser	**Sonstiges**
			Wasser, kalt	Agar-Agar
	Fleisch, gepökelt	**Sonstiges**		
	geräuchert	Miso		
	gesalzen			
	luftgetrocknet			

Lieferanten, Herstellernachweis, sonstige Bezugsquellen

Weinessiggut Doktorenhof
→ Essige z. B.: Vier-Räuber-Balsam

Raiffeisenstraße 5
D-67482 Venningen
Tel.: +49 (0) 6323 5505
www.doktorenhof.de

Makrobiotik Versand Wiebke Hohrenk
→ Meersalz, Meeresalgen, Sojasoße, Miso, Umeboshi, Hülsenfrüchte

Beseselstraße 41
22607 Hamburg
Tel.: +49 (0) 40 89963743
www.makrobiotik.com

WMF
→ Zestenreißer, Sparschäler, Gewürzmühlen

www.wmf.de (Händlerliste)

MANUFACTUM
→ Küchengeräte (Fett-Mager-Kanne, Messer, Ingwerreibe), Gewürze (Paprika, Bergbohnenkraut, Thymian, Oregano), Olivenöle, Mohnöl, Kürbiskernöl

Kataloganforderung:
Tel.: +49 (0) 2309 939050
www.manufactum.de

Börner GmbH
→ Gemüsereibe

www.boerner-germany.de
(Online-Shop)

Slow Food Deutschland e.V.
Hasseler Weg 3
27232 Sulingen
Tel.: +49 (0) 180 5560705
Fax: +49 (0) 180 5560706
E-Mail: info@slowfood.de
Internet: www.slowfood.de

Literatur

Grundlagen der TCM

Die Heilkunst der Chinesen von Ilona Daiker und Barbara Kirschbaum, Rowohlt, Reinbek bei Hamburg 1997

Chinesische Heilkunde für Kinder von Bob Flaws, Sulzberg, Joy 1998

Westliche Ernährung

Der kleine »Souci – Fachmann – Kraut« Lebensmitteltabelle für die Praxis hrsg. von der Deutschen Forschungsanstalt für Lebensmittelchemie, Garching bei München, bearb. von Friedrich Senser und Heimo Scherz, Stuttgart, Wiss. Verl.-Ges. 1991

Die Ernährungslüge von Hans-Ulrich Grimm, München, Droemer 2003

Lexikon der populären Ernährungsirrtümer von Udo Pollmer und Susanne Warmuth, München, Piper 2004

Chinesische Ernährungslehre

Das Fünf Elemente Kochbuch von Barbara Temelie und Beatrice Trebuth, Sulzberg, Joy 1999

Ernährung nach den Fünf Elementen von Barbara Temelie, Sulzberg, Joy 1999

Healing with Whole Foods von Paul Pitchford, Berkeley, California, North Atlantic Books 1993

Gesünder leben mit den Fünf Elementen von Bengt Jacoby, Freiburg, Herder 2000

Quellen

Chinese Herbal Medicine – Materia Medica von Dan Bensky und Andrew Gamble, Seattle, Eastland Press 1993

Die Wirkungsweise Schleimvertreibender Kräuter von Dr. Steven Clavey (Seminarmitschrift), Rothenburg 1999

The Essentials of Li Dong-Yuan's "Treatise on the Spleen and Stomach" von François Ramakers (Seminarunterlagen), München 2000

The Five Phases of Life and Food von François Ramakers (Seminarunterlagen), Aarau 1998

The Physiology of Digestion & the Pathology of Indigestion: Traditional Medical Dietetics von François Ramakers (Seminarunterlagen), Aarau 1999

The Treasure House of Food von François Ramakers (Seminarunterlagen), Aarau 1998

Register

Stichwortregister

Rezeptregister

Kontaktadressen

Ernährungsberatungen, Kochkurse, Basis-Seminare, Ausbildungen

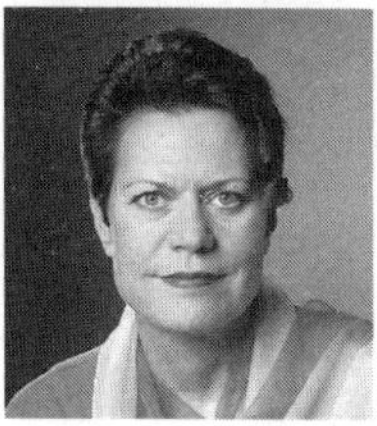

Christiane Seifert

Am Rheinhessenblick 7
D-55296 Harxheim
Tel.: +49 (0)6138 7798

- **Individuelle Ernährungsberatungen** mit Befunderhebung und ausführlicher Anleitung für die gezielte Umsetzung der Ernährung nach den Fünf Elementen

- **Basis-Seminare** für den erfolgreichen Einstieg in die Ernährung nach den Fünf Elementen (in Deutschland und der Schweiz)

- **Kochkurse** für die tägliche Praxis der Ernährung nach den Fünf Elementen

- **Ausbildungslehrgang in chinesischer Ernährungslehre** zur Weiterbildung für TCM-Therapeuten (im Ausbildungszentrum Mitte für Klassische Akupunktur und Traditionelle Chinesische Medizin e. V., www.abz-mitte.de)

- **Einjährige Ausbildung in Ernährungsberatung** zur Ergänzung einer therapeutischen Tätigkeit oder als eigenständiger Berufsweg (in der Schweiz zusammen mit der Dozentin Marlise Minder und der Organisatorin Andrea Risi)

- Die aktuellen Termine finden Sie im Internet unter www.tcm-seifert.de.

Deutschland

Barbara Temelie
Büro und Praxis für Ernährungsberatung
Schellingstraße 36
D-80799 München
Tel.: +49 (0)700 53536368
www.barbaratemelie.de

- Ernährungsberatungen
- Basis-Seminare
- Kochkurse
- Ausbildung in Ernährungsberatung in München und Hamburg

Gabriele Klinger
Praxis für Ernährungsberatung
Beethovenstraße 18
D-60325 Frankfurt
Tel.: +49 (0)69 752899
www.tcm-5-elemente-ernaehrung.de

Ernährung nach den Fünf Elementen e. V.
www.5-elemente-ev.de
Kontakt: Isabel Ockert, Tel.: +49 (0)7976 910818
E-Mail: info@5-elemente-ev.de

Schweiz/Liechtenstein

Andrea Risi
Florastraße 1
CH-6341 Unterägeri
Tel.: +41 (0)848 000880

- Ernährungsberatungen
- Kochkurse
- Organisation der Seminare und Ausbildungen in der Schweiz

Marlise Minder
Hintergasse
CH-4938 Rohrbach
Tel.: +41 (0)62 9653649

- Ernährungsberatungen
- Basis-Seminare
- Kochkurse
- Ausbildung in Ernährungsberatung zusammen mit Christiane Seifert

Margot Sele
Pradafant 1
FL-9490 Vaduz
Tel.: +432 (0)232 7770

- Ernährungsberatungen
- Basis-Seminare

Verband Ernährung nach den 5 Elementen (VE5E)
www.verband-ernaehrung-5e.com
Sekretariat: Margot Sele, Tel.: +423 (0)232 7770
E-Mail: sekretariat@verband-ernaehrung-5e.com

Österreich

Susanne Peroutka
Praxis für Ernährungsberatung nach TCM
Donaufelderstraße 2/37
A-1210 Wien
Tel.: +43 (0)1 4029186

- Ernährungsberatungen
- Basis-Seminare
- Kochkurse
- Ausbildung in Ernährungsberatung

Ilse Peter
Sankt Fridolinsgasse 2
A-6830 Rankweil
Tel.: +43 (0)5522 42514

- Ernährungsberatungen
- Kochkurse

Dank

Dieses Buch hätte ohne die Hilfe zahlreicher Menschen nicht entstehen können. Bei ihnen möchte ich mich von ganzem Herzen bedanken.

Vor allem danke ich meinem Mann, dass er an mein Projekt, ein Buch zu schreiben, von Anfang an geglaubt hat, mich immer unterstützte, den Computer und sonstige Technik am Laufen hielt und die vielen Erprobungen von neuen Rezepten tapfer ertrug.

Außerdem danke ich allen meinen Lehrerinnen und Lehrern, die mich durch Schule, Studium, Ausbildungen und speziell auf meinem Weg in die Welt der chinesischen Medizin begleitet, gefördert und gefordert haben.

Ganz besonders erwähnen möchte ich an dieser Stelle François Ramakers, der es wie kein anderer versteht, die TCM mit den Augen der westlichen Wissenschaft zu betrachten und zu vermitteln. Mit dieser für mich sehr inspirierenden Sichtweise konnte ich an das Wissen aus meinem naturwissenschaftlichen Studium anknüpfen und so ein tiefes Verständnis für komplexe Stoffwechselzusammenhänge erlangen.

Auch Barbara Temelie hat in den letzten Jahren für meine berufliche Entwicklung eine hervorragende Rolle gespielt. Bei ihr bedanke ich mich für die befruchtende Zusammenarbeit und das Vorwort zu diesem Buch.

Meinem buddhistischen Lehrer danke ich dafür, dass er mir immer wieder vor Augen führt, wie grenzenlos und fähig auch mein Geist sein könnte.

Mein Dank geht auch an Erdmute Otto, deren Rückmeldungen zu meinen Texten mich gelehrt haben, die richtigen Worte zu finden.

Marita Böhm danke ich für ihre Hilfe bei der Endfassung des Buches; dem Verlag danke ich für die gute Zusammenarbeit.

Nicht zuletzt möchte ich meinen Kursteilnehmerinnen und Kursteilnehmern danken, die durch das Nachkochen meiner Rezepte und ihr positives Feedback den eigentlichen Anstoß zu diesem Buch gaben.